老爸、老媽、老姊，

以及正妹老婆，

謝謝你們一直陪伴在我身邊，

我愛你們。

序

我是小百合。因為個性柔弱清純，所以綽號小百合。

根據我媽本人口述，我出生那天沒有九條金龍盤天，也沒有大鵬鳥展翅，更沒有天狗食月、媽祖託夢或是天使向牧羊人宣告之類的事件，從頭到尾就只有持續不斷的陣痛。

我媽羊水破了之後，有一個胖胖的值班醫師每隔幾小時就來照顧她，有一次，胖醫師甚至還帶了一顆滷蛋給我媽，隔壁床的產婦見狀亂感動一把的，還說：「哇，這家醫院的醫師真是貼心，查房還送滷蛋，妳真幸運！」

而我媽則冷冷地回了一句：「他是我老公，妳覺得呢？」

我從小就是個極度膽小怕生的孩子，每次出門時都會緊緊抓住媽媽的手，深怕一不小心就走丟了，就連上廁所也都不願意放手。我同時也非常怕黑，所以一直不敢關燈自己一個人睡，我媽通常會先哄我睡著，然後再偷溜回自己房間。無奈，我常常在半夜裡驚醒，接著鬼哭神號地跑去狂敲爸媽房門，但他們總是不理不睬。

多次折騰後，我那唯恐天下不亂的姊姊還不忘提醒。

「小百合，我勸你關燈後不要跑下床。」

「為什麼？」

「因為，鬼都躲在床下！天黑之後，他們會從床下伸出手來抓你的腳，你知不知道？」

那次之後，我就再也沒有關燈後下床了。

小學的時候，我功課算是全班倒數。去學校的目的當然只有扯女生頭髮或是在地上打滾。成績對我來說乃身外之物，完全不屑一顧。想當然耳，每次發成績單都會被老師痛扁一頓。

我媽則是個極度理性的新現代女性，她認為打小孩一定要有條理、有原因、有解釋，所以她每次扁我之前都會長篇大論一番，確認我知錯之後，再取出家法狠K一頓。

問題來了，既然知錯了，為何還要體罰呢？

「因為你欠揍，用嘴巴勸不聽，只好拿棍子勸。」

喔，原來如此。

發考卷那天通常也是慘烈異常。我媽會仔細檢查我那滿江紅的考卷，然後翻出參考書，一一找出正確答案。照慣例，開扁前她還會問：

「為什麼一模一樣的習題，你會寫錯？」

「我買了書給你，你為什麼不看？」

「你那麼聰明，為什麼不用功？」

「你知道錯了嗎？」

當然，答案永遠只有一個：「媽，我知道錯了，下次我會努力認真讀書的，請你原諒我吧！」

可惜的是，這招不是每次都有效，該打的還是會打，該K的還是會K，想逃都逃不掉。有時我會裝可憐，有時會據理力爭，反正不管認不認錯，最後都是換來一頓海扁，我早就看開了。

打得特別兇的一次是某次月考的生活與倫理考卷。那天班導佛心來著，出了一份史上最簡單的考卷。不過，依照慣例，我還是不及格……

「老師說全班只有你不及格，為什麼？」

「我不知道。太難吧？」

「太難？好，我問你，第五題，請列出從高雄到澎湖的交通方式？」

「飛機和船啊！」

「那你為什麼選火車？」

「啊就寫錯啊。」

「好，那我再問你，第十一題，食、衣、住、行以下哪個跟吃有關？」

「食啊！」

「你為什麼寫『衣』。你說啊?!為什麼寫衣?!衣服可以吃嗎？」

「我又沒吃過，我哪知道。」

之後發生了什麼事，說實話我記不太清楚。其實，我一直懷疑我患有創傷後壓力症候群，簡單來說，就是當人受到極大痛苦或傷害時，身體會藉由保護機制逃避或是選擇性遺忘有關之刺激，使得當事人無法記起事件某重要部分。

我只依稀記得，那天下午，我縮在角落咬了一個小時的衣服。

總而言之，我從小胸無大志，只想當個平凡的上班族。我想做一份普通的工作，住一棟普通的房子，娶一個不美不醜的老婆，生兩個小孩。等到孩子大了之後，申請提早退休，然後某天在陪孫子玩耍時心臟病發而死。

我的人生觀是：多我一人不多，少我一人不少。如果哪天世界末日，我想，我一定第一個掛點，絕對逃不到最後，更別說平安倖存了。若是哥斯拉登陸的話，我一定是第一個被踩扁的路人，而不是挺身而出打倒怪獸的勇者。

這樣的我，高中畢業後，念了所不好也不壞的大學，也讀了自己沒啥興趣的研究所。當時還想著畢業後隨便找份公職，就這樣過一輩子就好了！

話雖如此，不過人生總是充滿了意外，計畫永遠趕不上變化，夜路走多了則會踩到狗大便。某天下午，我一口氣看完了《醫龍》全集，也不知道哪根筋不對勁，莫名其妙被朝田龍太郎感召。鼓起勇氣，暴肝苦讀後，熱血地考取了醫學系，現在在美國跟一九九〇年生的小弟弟小妹妹們當同學，成為一個老留學生。

所以說，做人不要太鐵齒。越不愛念書的人，往往之後念得越多；越想偷懶的人，往往之後活得越辛苦。接下來的故事，是我在醫學院實習時碰到的真實例子。有些搞笑，有些溫馨，也有些令人鼻酸。

這些故事，讓平凡的我，可以與你分享我不平凡的經驗。

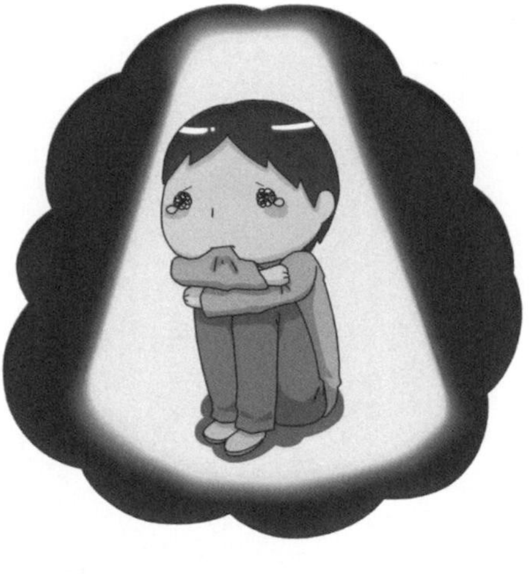

目錄

小百合的腦內小劇場

聲明：為保護當事人隱私權益，全書人物的年齡、性別、職業、診斷均經刻意修改。

醫師的生命週期
——美國版

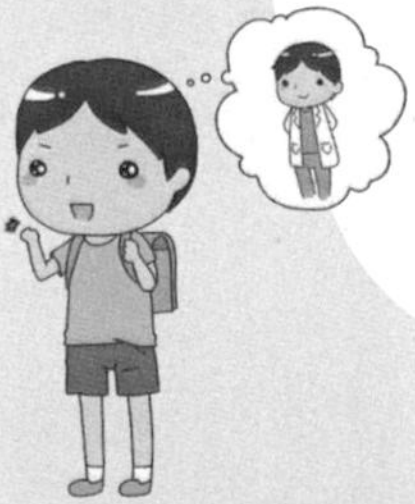

根據科學家的長期觀察研究，他們終於歸納出醫師的「生命週期」。科學家相信，這是一個可區分為八個階段的成長過程，耗時約需十二到十五年。

第一階段：醫學預科生（Pre-med）

青年學子因為不小心看了《醫龍》、《實習醫生格蕾》或是《救命病棟24時》等醫學戲劇，致使內心也熊熊燃起一股熱血，醫療魂爆發，於是毅然決然報考醫科。當他的朋友每晚在夜店喝酒狂歡，盡情揮灑青春時，醫學預科生則是整天悶在圖書館裡讀書。

穿著：舒適T恤、短褲、夾腳拖、厚重書包

態度：認真！努力！堅毅不拔！

內心OS：「我要考進醫學系！」

成長check point：成績單全A（偶爾一、兩個B），一堆莫名其妙的義工證明，一大疊死纏爛打要來的推薦函。

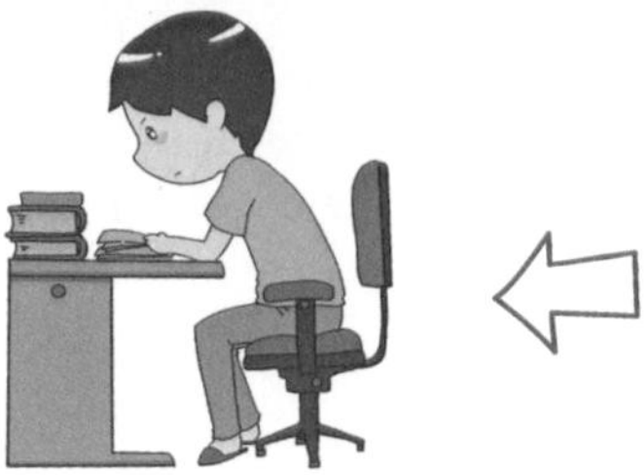

第二階段：M1／M2醫學生（M1/M2 Medical student）

醫學預科生考進「醫學院」之後，會成長為「醫學生」。醫學院通常會帶給醫學生不少衝擊，不僅學費是其他大學的兩倍，而且課程難度更是其他大學的四倍。此外，身邊還圍繞了一群超級恐怖的天才同學，個個身懷絕技、IQ爆表，一不小心就會被KO。這個階段的醫學生每天大約讀八到十二小時的書，他們的使命是把教科書裡的內容一字不差地背起來。

穿著：舒適毛衣（圖書館冷氣很強）、長褲、雨傘（不清楚外面天氣，所以永遠攜帶雨傘）、枕頭（隨時趴下來睡覺）。書包裡有筆電、解剖手卡、多本磚頭書

態度：在同學面前表現得很認真！

內心OS：「今日事今日畢……不過明年才考國考，下星期再讀也不遲～啾咪～」

成長check point：第一階醫師國考（USMLE step 1）。醫學生在考試前兩個月有可能會人間蒸發，跟親友完全斷絕聯絡。讀書期間可能會出現易怒、自殘等暴力傾向，考完試後一切將恢復正常。

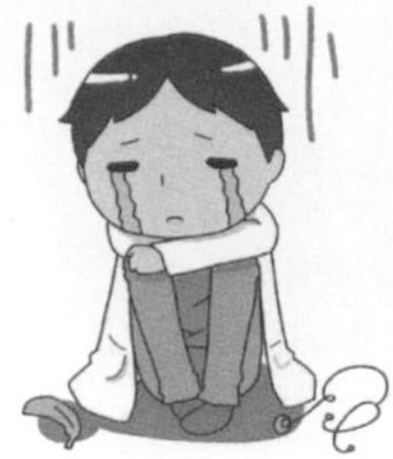

第三階段：M3醫學生／臨床見習醫學生（M3 Medical student / Clerk）

這個階段的醫學生突然被丟入充滿敵意的險惡環境，專家統稱此環境為「教學醫院」。草食屬性的醫學生必須在肉食性掠奪者的猛烈攻擊中求生存，常見的攻擊有「主治醫師的pimping」、「值班醫師的辱罵」和「腹黑同學的陷害」。醫學生晚上有可能會坐在牆角哭泣，形成「fetal position」（見上圖）。

在長達一年的見習過程中，醫學生會迅速地發展求生技能，幫助自己遠離危險。他們會帶著方便消化的食物（像是香蕉），穿著短白袍，拿著聽診器，深夜在醫院遊蕩。不過研究指出，「短白袍」在醫院非常容易吸引肉食性掠奪者的目光。

（註：美國是後醫系制度，M3相當於台灣醫學系五年級的程度。）

穿著：乾淨的短白袍（口袋重量約兩公斤）、乾淨襯衫、領帶、筆（五枝以上）、聽診器（裝飾用）、音叉、檢眼鏡、口袋教科書

態度：擔心！懼怕！驚嚇！憂鬱！偶爾出現幻聽！

內心OS：「我真的適合當一個醫師嗎？」

成長check point：即使內心相當害怕和憂鬱，醫學生還是會努力在其他人面前力求表現，像是非常誇張地對著主治醫師的冷笑話大笑，或是主動幫住院醫師買咖啡等狗腿行為。有些見習生一有機會還會在眾人面前背誦出昨天讀的文獻，藉此加深好印象。

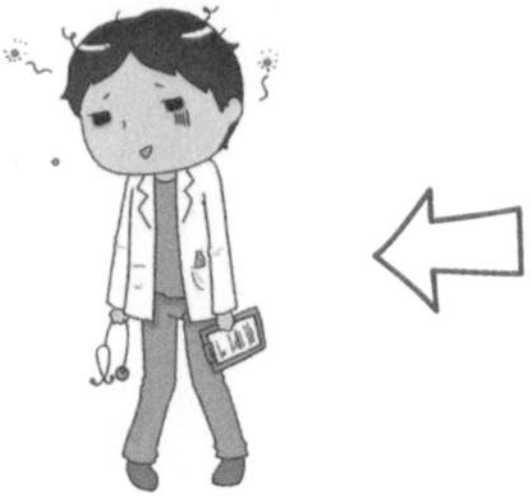

第四階段：**M4醫學生／實習訓練**（M4 Medical student / Sub-I）

經過一整年的實戰洗禮，這個階段的醫學生已經放棄讓其他醫師對自己留下好印象，他們只有一個目標就是：趕快畢業，快快進入下個階段。為了準備好隔年的實習年（intern year），醫學生這時會被要求做許多高難度（？）的工作，像是抽血、寫病歷、值夜班、拉鉤等。由於待在醫院的時間過長，有些醫學生會出現幻聽、幻想、自言自語等症狀。

穿著：充滿莫名血跡的短白袍、領口黑黑的刷手衣、病歷、聽診器（比較會使用了，不過還是常常聽不出來心音）、香蕉

態度：疲憊……神經衰弱……

內心OS：「神啊，讓我趕快畢業吧～」

成長check point：第二階醫師國考（USMLE step 2 CK; USMLE step 2 CS）。為了成功考取醫師執照，見習醫學生通常會犧牲睡眠K書，導致黑眼圈無限加深。

第五階段：**實習醫生**（Intern）

實習醫生是醫院最容易被發現的醫護人員，他們時時刻刻都在醫院值班，每天

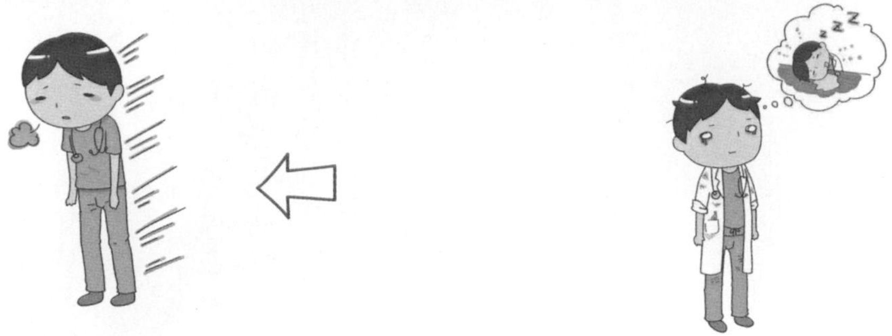

工時大於二十二個小時，睡眠時間則是少於兩小時。實習醫生對病人非常親切，對主治醫師非常謙卑，不過對無知的醫學生則是異常凶狠，尤其當醫學生問了一個蠢問題時，實習醫生有可能會失控暴走。

穿著：沾滿血跡與咖啡垢與淚水的長白袍、刷手衣（寫滿了學長、學姊的手機號碼以便緊急求援）、病歷（很多本）、聽診器、香蕉。頭髮多天未洗，服儀更是……

態度：極度疲憊

內心 OS：「ZzzzZzzzZzzz……」

成長 check point：雖然實習醫生是醫院食物鏈的最底層生物，不過他們會在實習的最後一天突然進化為「住院醫師」，地位也會突飛猛進。截至目前為止，科學家還無法參透具體的成長條件為何。

第六階段：資淺住院醫師（Junior resident）

資淺住院醫師的工作是負責教導實習醫生高等生存技能，並且引導醫學生避免做出過多蠢事。當實習醫生或醫學生犯錯時，資淺住院醫師必須收拾善後。由於睡眠時間稍稍拉長到每天五小時，資淺住院醫師的精神狀態比實習醫生穩定許多。最開心的事：帶到程度好的實習醫生；最痛苦的事：碰到天兵實習醫生或天兵見習醫學生。

穿著：刷手衣（乾淨）、長白袍（偶爾穿）、聽診器

態度：按時搖頭嘆氣

內心OS：「為什麼又是我被罵？明明就不是老子犯的錯！」

成長check point：身為資淺住院醫師，他卡在一個「比上不足、比下有餘」的尷尬位置。

第七階段：**總住院醫師**（Chief resident）

這個階段的醫師具有超然的實力，在醫院有一定的影響力。總住院醫師沒有固定類型，有些人親切和善、有些人自視甚高、也有人暴躁易怒。他們通常靠Pimping醫學生來取得自我肯定和自我滿足，一有機會也會攻擊其他專科的醫師，藉此突顯自己的專業。

穿著：刷手衣（長白袍偶爾出現）、手機、聽診器（偶爾配戴，不過大多直接奪取醫學生的）

態度：有著絕對自信

內心OS：「一切聽我的就對了！順我者生，逆我者亡。」

成長check point：無固定類型。有些總住院醫師會在醫師訓練結束前幾個月提

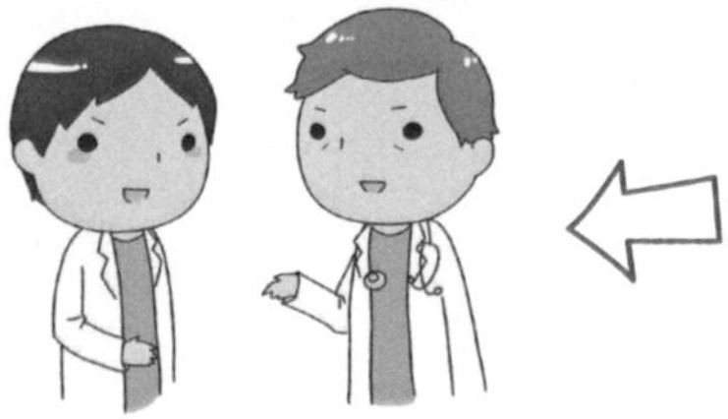

早放假，把查房重任交給其他住院醫師（科學家認為這種現象是為了修復前幾年的嚴重睡眠失調）。也有些責任心強的總住院醫師會盡忠職守到最後一刻，幫助資淺住院醫師訓練實習醫生和見習醫學生，安排值班表，與大家分擔工作。

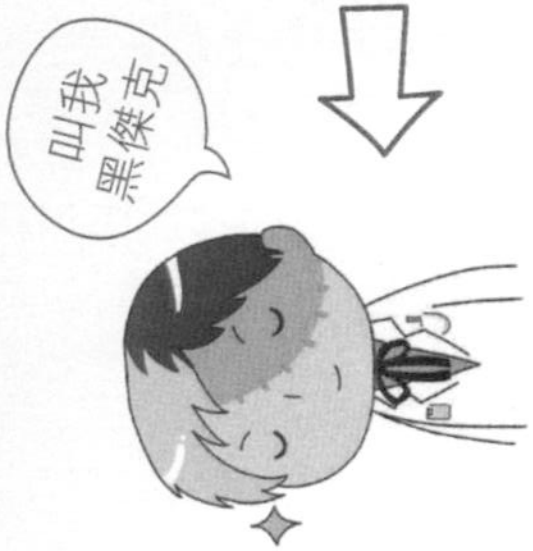

第八階段：主治醫師（Attending）

醫師的最終形態，是完美無缺、無懈可擊的究極生物。在醫院有呼風喚雨的特殊力量，是不可挑戰的絕對權威。不過科學家發現，近年來各大醫院出現許多醫師的天敵，像是「刑事律師」、「職業醫鬧」和「對不起我不是故意打你巴掌我只是因為太過擔心媽媽的病情才情緒失控的中年人」。天敵的產生，導致主治醫師的數量逐年銳減，有可能在未來幾年成為保育類動物。

穿著：乾淨的長白袍、乾淨的襯衫、乾淨的西裝褲、乾淨的鞋
態度：認真的診斷，沉重的醫糾
內心OS：「一切責任由我來扛，我不入地獄誰入地獄？」
成長check point：此形態乃完全體，故無法繼續成長。不過在某些狀況（醫糾）下可能會促使主治醫師提早退休。

別人眼中的我

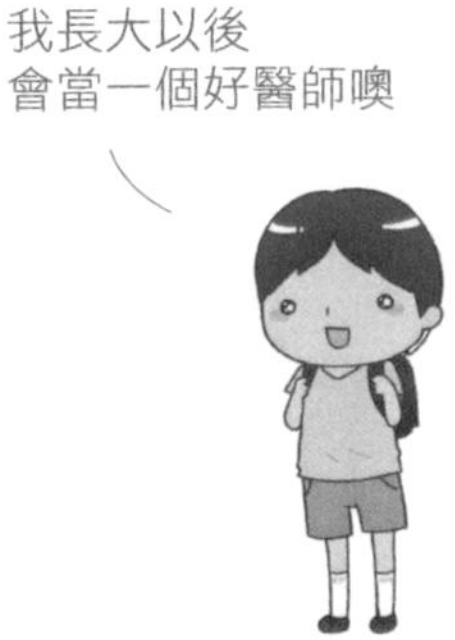
我長大以後
會當一個好醫師噢

病人眼中的我

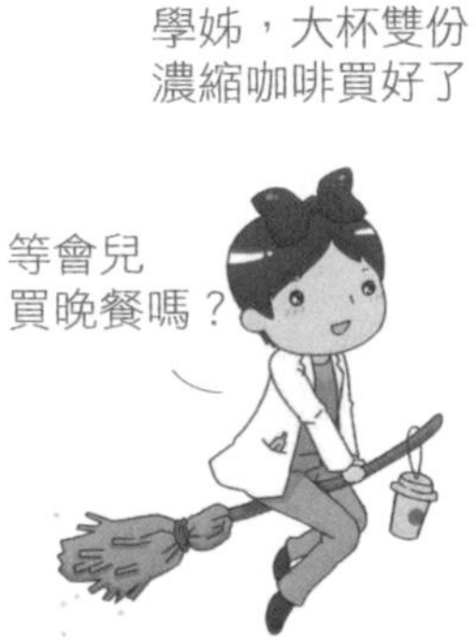
學姊，大杯雙份
濃縮咖啡買好了
等會兒
買晚餐嗎？

住院醫師眼中的我

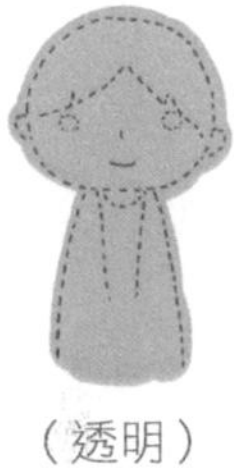
（透明）

主治醫師眼中的我

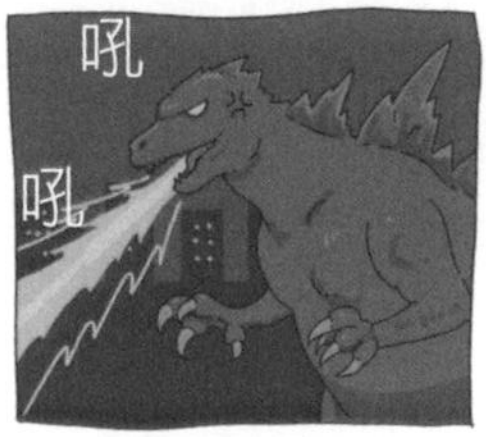

小孩眼中的我

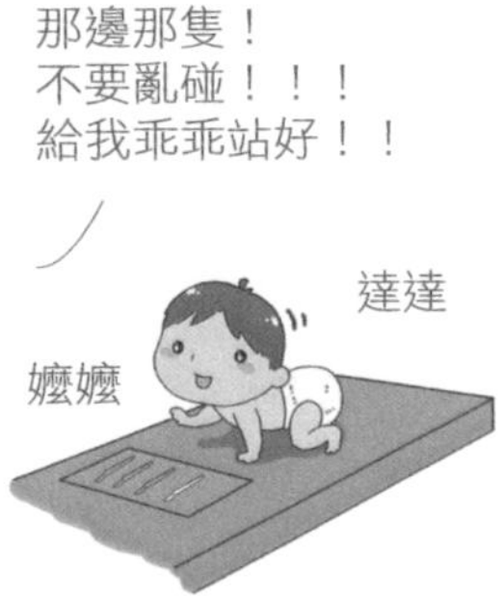
那邊那隻！
不要亂碰！！！
給我乖乖站好！！
達達
爡爡

開刀房護理師眼中的我

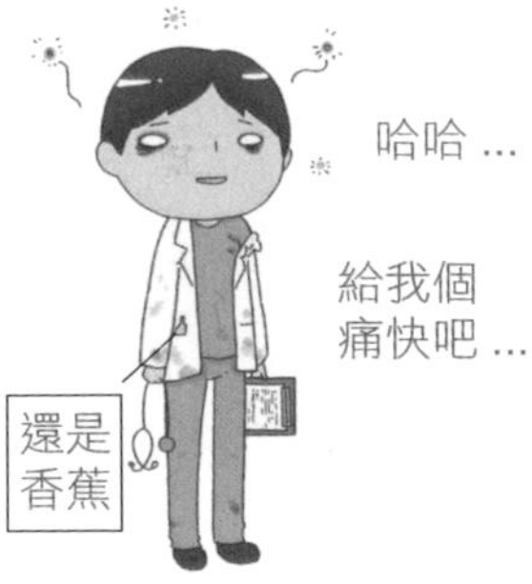
哈哈 ...
給我個
痛快吧 ...
還是
香蕉

實際上的我

不，存在的種族歧視

對於許多美國學生來說，「修課順序」是影響臨床成績的關鍵之一。臨床成績可分為優良（Honor）、高分通過（High Pass）、及格（Pass）、勉強及格（Low Pass）、死當（Fail）。根據以往經驗，每班只有15％的學生可以拿到Honor，45％的學生拿High Pass，30％的學生拿Pass，5％Low Pass，5％Fail。

很多學生會刻意把沒興趣的科排在前面，有興趣的排後面，這樣就可以慢慢累積實力，用不喜歡的科來「練功」，等到撰寫臨床報告、照顧病人、抽血等技能上手後，再到有興趣的科會表現比較好，提高拿取「Honor」的機率，而且還可以從其他「先修」的同學那裡拿考古題。

M3醫學生除了要適應臨床實習的壓力以外，還有「非拿高分不可」的成績壓力。美國醫學生畢業後會到各大醫院申請擔任「住院醫師」，醫院最看重的就是M3的實習成績。如果M3成績不佳，大科只拿到「Pass」或「Low Pass」，那這輩子大概就跟醫學中心無緣了。每個學生都非常清楚這之間的輕重緩急，大家全都以「High Pass」或「Honor」為目標。

這時候，「小組成員」就顯得格外重要。

一旦分好小組後，成員就會同組整整一年（不管大小事都在一起），如果跟不喜歡的同學同組的話，將會痛不欲生。想想，如果同組同學有一個是會在背後捅你一刀的卑鄙小人，你真的會崩潰。千萬不要跟我說不可能，對於某些學生來說，成績就是一切，是不擇手段都要達到的唯一目標。當然，教授對這情況瞭若指掌，畢竟他當初也曾經歷過，所以他選擇了公平的方法：讓學生自選小組。

「麥斯，我決定去第四組，你要不要跟我一起？」麥斯是個個子矮矮的黑人，去年上討論課的時候同組，個性很好，人又幽默風趣，籃球打得也不錯，算是少數跟我談得來的朋友。

「不好意思，我想還是算了……」

「什麼？」突如其來的拒絕讓我有點受傷，我應該沒有做出讓他不爽的事情啊。

「不是你想的那樣啦，我又沒說我不喜歡你。」或許是因為我露出微微受傷的表情，麥斯發現後急著解釋。「其實，我跟其他幾個非裔和拉丁裔的同學說好了，我們打算同組。」

「等等，你是在搞小圈圈嗎？這樣算是歧視吧？拜託，現在都什麼年代了！」
「這是上屆黑人學姊特別交代的。她說要盡量避免跟白人、黃種人同組，尤其不能與漂亮的白人女生同組。」
「太誇張了吧？」
「學姊說她去年被分配到跟兩個白人和一個金髮妹一組，她不管多麼努力都只能拿 **Pass** 或是 **High Pass**，可是另外幾位每次都拿 **Honor** 或是 **High Pass**。」
「說不定他們很優秀啊！」
「這當然也有可能，不過學姊的考試成績比他們高，報告做得比他們好，病人看得也比他們多，我實在找不出其他解釋……」
「好吧，不想跟白人一組我可以理解，但是為什麼不想跟黃種人一組？」
「你運氣好，是個亞洲人，所以你不明白。」麥斯嘆了口氣，「你知道嗎？大家看到你，都會潛意識地認為你很聰明。可是我呢，身為一個黑人，情況就不是這樣了。我要不斷逼自己說出一些很有智慧的話，這樣大家才會認真看待我，不然往往會直接把我歸類為啥都不懂的白癡……」
「麥斯，我向你保證，我從來都沒有這麼認為。」
「我知道，所以我們是好朋友。小百合對不起，為了維持我們的友誼，我們還是不要同組好了。」麥斯勉為其難地笑了笑，「請不要忘了，不久前黑人還沒有投票權呢！你真的認為那些負責評分的老教授完完全全沒有歧視嗎？」

看著麥斯落寞的身影，我默默在心裡對自己承諾，以後不管自己成為什麼樣的醫師，都絕對不能夠有種族歧視。

強者我同學

或許對於許多人來說，醫學生是強者的代表、社會的菁英和國家未來的棟樑，普遍認為能考上醫學系的都不是泛泛之輩。我一開始也這麼認為，剛進醫學系時十分緊張，深怕自己資質不如人。不過久了之後慢慢發現，醫學系的同學跟其他學院的學生差不多，硬要說的話應該是運氣好一點、小聰明多一點、比別人努力一點，又或是資源比別人多一點罷了。像我應該就是最明顯的例子，明明是個凡人，也沒啥特殊經驗，可是還是當上了醫學生。

話雖如此，兩百多位同學裡，還是有一位令我印象深刻的同學。

第一次跟艾咪交談是在二年級的生理學課程。這堂課的授課範圍很廣，考題細節又多，如果上課不專心的話，極有可能被當。大家上課都是全神貫注，沒有絲毫鬆懈，每當教授提到重點時，班上同學幾乎都會振筆直書，深怕錯過了必考題。不過，艾咪就不是這樣了，她從頭到尾沒有做任何筆記，只是靜靜地聽著課。

「妳不用抄筆記嗎？」我從來沒遇過上課時不寫筆記的同學，有點好奇。
「不用啊！為什麼一定要寫筆記呢？」
「因為怕忘記重點啊？」
「可是如果真的那麼重要的話，應該不會忘記吧？」
「這個嘛～我想應該是我們的大腦構造不一樣吧……」
後來輾轉得知，艾咪是近年來少數拿全額獎學金入學的高材生。

＊　＊　＊

「下星期的PE（Physical Exam，理學檢查）想跟我同組嗎？」某天下課，艾咪興沖沖地跑來找我。
「好啊！不過妳是女生，會不會不太方便？」
理學檢查是醫學生進入臨床訓練前的必修課程，內容包括胸腔檢查、腹部檢查、神經學檢查，以及觸診和聽心音等各種訓練。一般而言，男生會選男生一組，女生會選女生一組，這樣做檢查時才不會尷尬，也不用顧慮太多，不然每次脫上衣做胸腔檢查時都會覺得怪怪的。

沒想到艾咪聽到後看著我微笑，「我才不會在意這種小事情呢！我都已經當媽了。」

「妳不在意就好……等等，妳剛剛說什麼？」

「我說我不會在意啊！」

「不是，我是說後面那句？」

「我已經當媽了。」

「妳剛剛說『妳已經當媽』了?!」

「是啊，我女兒都三歲了。」

「女兒？三歲？真的假的！」

「騙你幹嘛，我還有一個小的現在在肚子裡面，五個多月了喔！」

「五個月了！天啊，我完全沒發現。」

「我說你」艾咪的眼睛瞇了起來，「……你該不會以為我只是胖吧！」

「為什麼選這個時間點懷孕呢？」我忍不住問了艾咪。畢竟照顧一個小孩已經很辛苦了，現在又生第二個，同時還要應付繁忙的課業，這樣不怕忙不過來嗎？

「我已經快四十歲了，現在不生以後大概就沒機會了。人生又不是只有讀書而已，我總不能因為讀書就放棄其他計畫吧？」

我緊接著問：「那妳為什麼想讀醫學系？」

「這個啊，大概是不滿意之前的工作吧！」

「待遇不好嗎？」

「我的第一份工作是在華爾街，年薪三十多萬美金。」

「那有什麼不滿意的！」

「這個嘛……」艾咪嘆了一口氣，「大概是失去了人生目標吧。其實，一開始對那工作還挺滿意的，每天朝九晚五又不用加班，工作內容簡單又沒壓力。不過工作一段時間後，開始產生倦怠感，總覺得自己的工作就只是談錢，彷彿人生除了錢以外就沒其他的了。」

「嗯……」

「我無法接受這種價值觀，而且我覺得自己可以做些更有意義的事情，而不是每天掏空心思幫有錢人賺取更多的錢。於是我決定辭職，花了兩年去大學拿課補學分，之後再花半年準備MCAT（醫科入學考），後來考了滿分，學校就收我了！」

「妳滿意目前的生活嗎？」

「還不錯！」艾咪朝我眨了眨眼。

「艾咪，妳念書時有什麼祕訣？」開學時，學長曾跟我們提過「3S定律」：Study（讀書）、Sleep（睡眠）、Social（社交），不管你多麼優秀，三個S裡面只能做好兩個。不過這個定律好像不適用於艾咪，因為我發現她的三個S都做得很好。

「為什麼這麼問？」

「我每天念書念得要死要活，放假都留在家裡K書，昨天又睡不到四個小時……可是妳……」我用手指著她的肚子，「肚子裡面有一個小的，家裡有一個小的，考試還可以**all pass**，到底是怎麼辦到的？」

「也沒什麼特別的，就只是平常抓緊時間讀書罷了。」

我想，資質的差異是很殘酷的。

＊　＊　＊

隨著學期慢慢接近尾聲，艾咪的肚子也明顯大了起來，孕吐變得越來越嚴重，而且胎兒擠壓到膀胱，她每堂課幾乎都要跑兩、三次廁所。看她這樣辛苦地上課，就算她不覺得累，我在旁邊看著都覺得擔心。

「小姐，我拜託妳請個產假吧！」

「才不要呢，我可不想明年回來補課。」

「預產期是什麼時候？」

「下星期二。」

「下星期二？那下星期五的期末考怎麼辦？」

「還能怎麼辦，生完回來考啊！」

「沒必要這麼拼吧，學校一定會讓妳放產假的啊！」

「我知道，可是我不想浪費時間。書還是得照念，考試還是得照考，你說是吧？」

「至少可以讓妳延後幾天再考吧？」

「教授跟我提過，不過我拒絕了，我不想用懷孕來當作延後考試的藉口。」

「沒必要這麼好強吧？該休息的時候就應該好好休息才對啊。」

「呵呵，我不認為這是好強。這是一種態度。」

「妳瘋了。」我無奈地下了這個結論。

* * *

後來果然就照著她的計畫，在預定時間內生產，生完小孩的隔天回學校上課，星期五準時參加期末考。班上同學看到她出現在考場時全都驚呆了，助教也嚇得說不出話來，教授則表示從未見過這麼誇張的學生。就這樣，艾咪在生產完的兩

It's never too late to start a dream. Life is too short, you have to pursue what you love!

天後，跟我們一起考完了長達六個小時的期末考。

＊　＊　＊

考完試的隔天，我跟其他同學去探望艾咪。

她躺在床上，左手抱著小嬰兒，右手拿著ipad，口中正在背誦一大串藥名。我知道她很厲害，可是我沒想到她連這時候也不願意好好休息。

「艾咪，」我認真地說，「像妳這樣的人我真沒遇過，如果我以後出書的話，一定會把妳的故事寫進書裡。」

「好啊！好啊！」艾咪露出微笑，「記得跟你的讀者說，追夢沒有時間長短的問題，有理想就要去努力實現。人生苦短，一定要認真把握每一刻喔！」

早逝的天才

我是一個普通人。不是天才，也沒辦法過目不忘，能考進醫科主要是靠著小聰明和苦讀，不過我周遭卻圍繞著頂尖的學生，其中一位令我印象非常深刻，那個人就是喬治。喬治是哈佛大學畢業的高材生，憑著優異的成績申請上多間常春藤醫學院，最後選擇了我們學校，並且拿到全額獎學金。

大一的時候，喬治跟我PBL（Problem Based Learning，問題導向學習）同組，所以我們幾乎天天見面。PBL是美國的熱門教學方式，教授把學生分成許多小組，一組通常五到六人，會給每組一個案例和許多刁鑽的題目，而小組組員要經由共同討論後一起解答，再派一名代表向教授報告。

我們學校規定上PBL時不能查資料，也不能上網，只能根據記憶答題。這時候就要看小組之中有沒有「無所不知」的強者了，而喬治就是那名強者。運氣好時，我可以答對一、兩題，不過大多時間全無頭緒，其他組員跟我半斤八兩，偶爾可以給點意見，可是沒辦法回答全部的題目。相較之下，喬治的等級跟我們完全不一樣，幾乎沒有他不會的題目。

小組討論時，喬治通常不會發言，可是他會認真地聽我們討論。如果大家討論出正確答案的話，他會點點頭，表示同意；如果討論不出答案的話，喬治則會直接解答。

我曾經私下問他為什麼不跟我們一起進行討論，喬治只是聳聳肩，露出微笑說：「我不想阻礙你們學習的機會。」這句話聽起來雖然令人火大，可是喬治就是這種天才。當你遇到真正的天才時，你是不會嫉妒的，而是會打從心底佩服。

除了ＰＢＬ之外，喬治去年也跟我在同一間醫院實習。閒聊中得知他畢業後想去醫療資源缺乏的地區行醫，雖然這句話聽起來很假惺惺、很狗血、很唬爛，可是，我知道他是真心想這麼做的。能跟像喬治這樣有心的天才同班，我感到非常榮幸。

喬治在二十一歲娶了美嬌娘，二十二歲從哈佛畢業，二十三歲考進頂尖醫學系。他沒有學貸，沒有生活壓力，有著滿滿的理想和抱負，和一顆ＩＱ１８０的頭腦。

他的人生一帆風順，聽起來就像是大家口中的「人生勝利組」，未來應該會是個推動醫療改革的大人物吧！

然而，人生總是充滿了變數。

去年暑假，我收到喬治意外身亡的死訊。喬治的離開帶給我極大震撼，也讓我們這群菜鳥醫學生提前面對「死亡」這個沉重的課題。儘管PBL小組缺了一個人，可是我們不希望補進其他組員，畢竟沒有人可以取代喬治，也沒有人像他如此優秀。

謹以這篇文章追念這位英年早逝的天才。

你願意努力多少？

最近醫院來了一群學生，每個人都穿著乾淨的白袍、整齊的襯衫，看起來非常年輕。詢問之下原來是傳說中的「醫學預科生」（Pre-med，準備申請醫學院的學生），而且幾乎都是資優生，他們趁暑假來醫院見習，想藉此了解醫院的生態。

忙碌的早晨突然多了一大群年輕學生，主治醫師看起來有點困擾，簡單介紹之後就把他們塞給我和學長接待了。

學長：「大家好，我是詹姆，他是小百合，我是這裡的住院醫師，今天早上就由我來向你們介紹醫院。」

學生熱烈點頭，露出迫不及待的表情。

學長：「呃……首先要注意的是不要大聲喧嘩。」

原本在後面聊天的學生聽到後立刻安靜下來。

學長：「然後要勤洗手。醫院非常注意院內感染的問題，這裡的病人很多抵抗力不好，稍有不慎就有可能造成嚴重後果，」他停頓了一下，「還有要注意不要擋路。醫護人員非常忙碌，請大家避免影響到他們工作。」

說完，我們就領著一票學生（很像母雞帶小雞）去醫院巡房（Round）。巡房是醫師每天必做的事情之一，主要是觀察住院病人的復原狀態，以及回答病人、家屬的問題。巡房所需的時間不一定，有時候只要半個小時，有時候則需三個小時，完全取決於病人數量和病情的複雜度。

可能是醫學的專有名詞太多，許多學生在巡房時露出「有聽沒有懂的表情」，有些甚至偷偷滑起手機，學長見狀後馬上暗示我帶學生離開。

學長：「嗯，今天就到這裡，請問大家還有什麼問題？」

一個白人女生立刻舉手，「請問《實習醫生格蕾》和《怪醫豪斯》哪個比較貼近醫院生活？」

學長：「呃，這問題有點另類，兩個都不太像。」

白人女生：「那你有沒有喜歡看的醫學劇？」

學長：「以前有看，現在沒有，因為會忍不住想吐槽。下一題！」

白人女生：「那你以前是看什麼劇？」

學長：「《急診室的春天》。好了，大家可以不要再問關於電視劇的問題了嗎？」

另一個人舉手，「你現在在醫院實習，每天都在醫院待幾個小時？」

學長：「我現在在內科，每天六點整到醫院，大概晚上九點回家。吃飯、洗澡後讀一到兩個小時的書就得睡了。」

這時每個人都露出驚訝的表情。

「哇，上班時間這麼久，回家還要讀書？」「我以為當醫師就不用讀書了耶」「你現在還有考試嗎？」「考試有很難嗎？」

學長：「等等，你們該不會以為只要能考上醫學系，之後不管怎樣都可以當醫師吧？」

許多人點頭。

學長突然看著之前發問的白人女生，問道：「妳以後想當什麼醫師？」

白人女生：「骨科醫師。我想當ＨＳＳ（Hospital for Special Surgery，美國排名第一的骨科醫院）的醫師，以後當ＨＳＳ的院長。」

學長：「嗯，很棒的目標。可以告訴我為什麼嗎？」

白人女生：「因為我覺得骨科很酷，把骨頭敲碎又補起來很好玩。不過，骨科的女生比較少，我很擔心會被歧視。」

學長：「我覺得妳不用擔心性別歧視的問題。其實女生申請外科是很吃香的，畢竟女生走外科的比較少，所以相對來說比較容易讓人印象深刻。」

白人女生：「那我就放心了！」
學長：「不過我想跟妳說明一下骨科的申請、訓練過程，好嗎？」
白人女生：「好啊！」
學長：「首先妳要先考進醫學系，最好是美國醫學系，因為骨科是熱門的專科，很多醫院只開放給美國畢業生申請。」
白人女生：「這沒問題，我本來就只打算申請美國醫學系。」
學長：「考進醫科後，前兩年妳要好好讀書，最好可以考到全班前10％。M1暑假建議去找教授做研究，充實自己的履歷。」
白人女生：「M1課業很重嗎？」
學長：「大概是妳現在課程的三倍重。」
她的笑容頓時凝結了，「M2呢？」
學長：「大概是M1的兩倍重」
白人女生：「M2有暑假吧？做完研究後，M2就可以放假了對不對？」
學長：「不對，M2暑假你要考USMLE step 1（第一階醫師國考）。這個考試是醫學生一生中最重要的考試，因為申請專科主要是看step 1的成績。如果想讀骨科的話，至少要考到前15％才有機會。」
白人女生：「前15％很難嗎？」
學長：「在全部美國醫學生中，妳要考到前15％，妳說難不難？」

白人女生：「……step 1 考完後，還有其他國考嗎？」

學長：「還有 step 2，step 2 分兩個階段：筆試、臨床技能測驗。」

白人女生：「怎麼那麼多考試啊！考完 step 2 就結束了吧？」

學長：「還有 step 3，考過 step 3 才可以拿到醫師執照。」

白人女生：「那我考過 step 3 就不用再考試了吧？」

學長：「妳還要考骨科專科執照，骨科執照考難度遠遠高於 USMLE step 1,2,3 許多。我朋友考專科執照時，吐了整整一個星期。」

白人女生：「Oh My God……骨科訓練要幾年？」

學長：「五年，不過大多數醫師還會再多念個一到兩年次專科。」

白人女生：「……那等我考到骨科專科執照後，我就再也不用考試了吧？」

學長：「除了平時要補進修學分以外，妳每十年還要重考執照考。」

白人女生：「天啊……考試未免也太多了。」

學長：「考試是最基本的，如果怕考試的話，我覺得妳讀醫學系會非常辛苦。」

白人女生：「……」

學長：「剛剛忘了說，HSS 是美國排名第一的骨科醫院。我剛剛說的只是限於一般醫院的條件，如果想考進 HSS，step 1 考前 15% 可能不夠，畢竟大家都想去 HSS。」

白人女生：「……」

學長：「還有，骨科住院醫師的工作時間長。五年的專科訓練妳要做好每天只能睡四到五小時的心理準備。」

話一說完，我發現白人女生的臉色慘白，其他學生則是露出一副嚇壞了的表情。

學長：「那麼，今天就到此結束。如果各位對當醫師還有興趣的話，歡迎你們下週再來見習。」

＊　＊　＊

學生離開後，我忍不住問學長：「你有必要這樣嚇他們嗎？」

學長：「因為他們完全搞不清楚狀況啊，我只是想讓他們認清事實。」

小百合：「我看下星期應該不會有人來了……」

學長：「或許吧，不過這樣下週還來的人應該都有所覺悟了，我的時間很寶貴，可不想浪費在沒有勇氣的半調子身上。」

書本立志

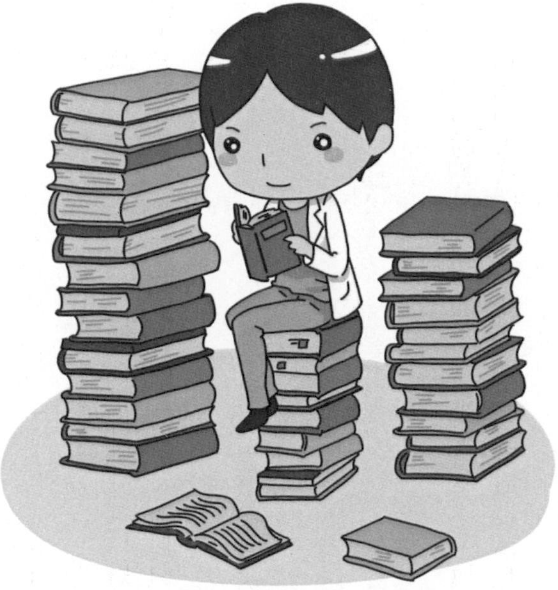

身為醫師，無知就是一種錯，
因為沒有醫術，哪來醫德？

實習醫生的尿液

實習第一天

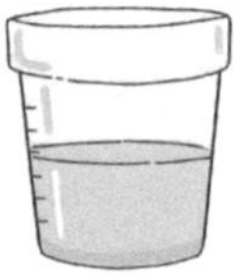

無明顯異常

晨會報告前夕

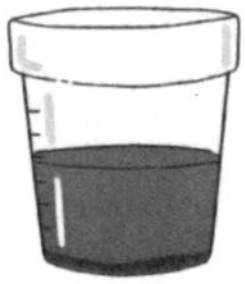

急性爆肝

晨會報告當天

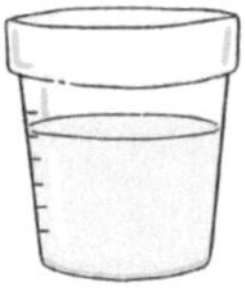

精神性頻尿

值班 24 小時

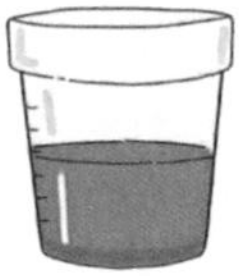

濃度破表

值班 36 小時

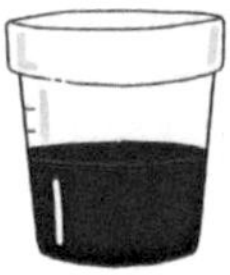

血濃於尿

實習結束

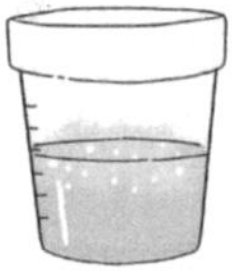

蛋白泡泡

Pimping
飛高高

「Pimping」，對美國醫學生來說，不是大家所想的「拉皮條」，而是醫院常見的「教學方法」，說穿了就是教授以各種刁鑽繁複的問題來糾纏、困擾實習醫生或醫學生。

舉例來說，假如今天醫院收了一個胸痛的病人，教授看診時極有可能會開始「pimp」身邊的醫學生。

教授：「告訴我胸痛的鑑別診斷（differential diagnosis）！」

學生：「呃，急性冠狀動脈症候群、肺動脈栓塞、肺炎、胃食道逆流。」

教授：「還有呢？」

學生（汗）：「呃……肋軟骨炎……肺結核……恐慌症。」

教授：「你要如何區別？」

學生（汗）：「呃……可以照張X光片……心電圖……心肌肌鈣蛋白……心臟理學檢查……呃……」

教授：「天啊！我不敢相信你竟然漏掉心囊炎，你難道沒有聽到她呼吸時的摩擦音嗎？這病人明顯患有紅斑性狼瘡好嗎？她的典型蝶形皮疹和口腔潰瘍，你難道沒看見？我真替你感到悲哀！」

學生：「……」（在角落形成 fetal position）

「Pimping」講好聽是訓練醫學生獨立思考的能力，幫助他們未來面對困難疾病時，可以理性思考找出解答；講難聽點其實就是打擊醫學生信心，讓學生明白自己有多麼腦殘、多麼無知，藉此讓病人讚嘆主治醫師有多麼強大、多麼威猛。最討厭的是，不管你多麼努力，多麼認真，你永遠不可能答對所有問題，因為教授會一直不斷地問下去，直到你露出挫敗的表情才會收手，然後丟下一句：「我看你最好多念兩本書，今天晚上查查資料，明天巡房時給我做個口頭報告。」

Pimping 是無所不在的，在任何地方都有可能會被 pimp。在手術房的時候會被 pimp 解剖學、在晨會時會被 pimp X 光片判讀、在巡房時有可能會被 pimp 理學檢查，甚至有時教授明明在 pimp 其他人，最後也會莫名其妙 pimp 到自己，想躲都躲不掉。

對醫學生來說，pimping 是個很恐怖的東西。說真的，我們每天戰戰兢兢在醫院裡討生活，說穿了就是想延遲變成 fetal position 的時間。下次如果你在醫院看到教授正毫不留情地 pimp 學生，請給哭泣的醫學生一個鼓勵的微笑吧！

fetal position…

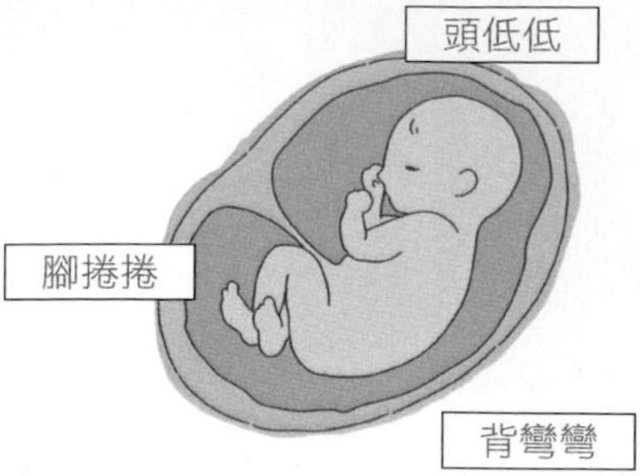

…是成長的必要過程

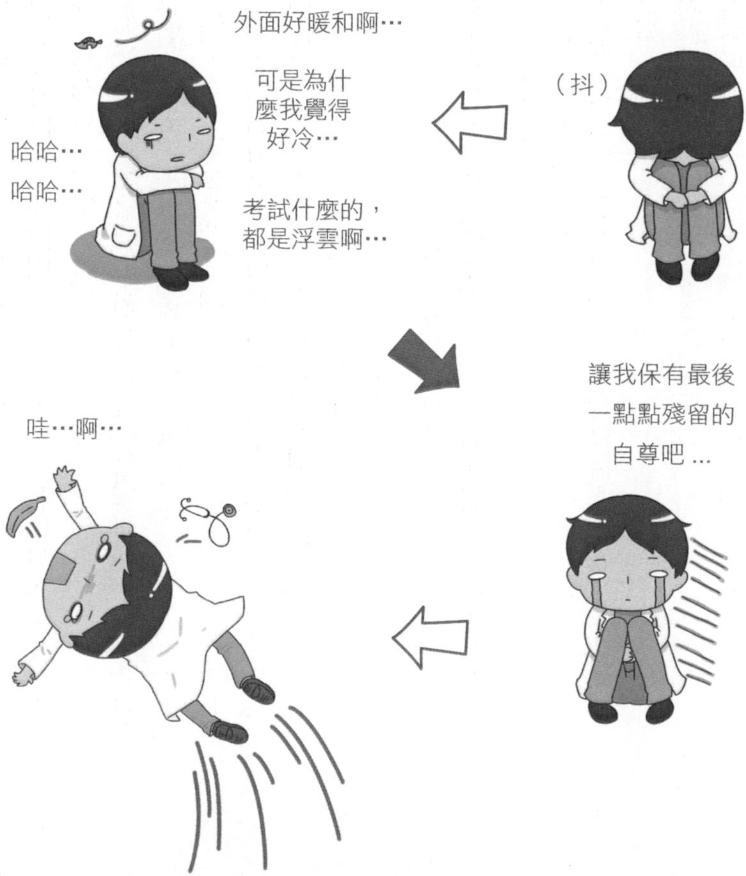
（抖）
外面好暖和啊…
可是為什麼我覺得好冷…
哈哈…
哈哈…
考試什麼的，都是浮雲啊…
讓我保有最後一點點殘留的自尊吧 ...
哇…啊…

如何避免被教授點到？

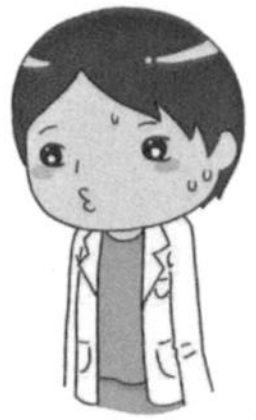

眼神閃避

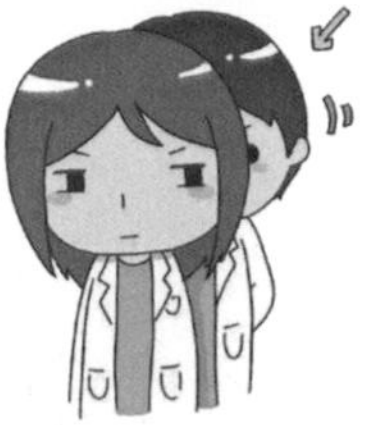

躲在背後

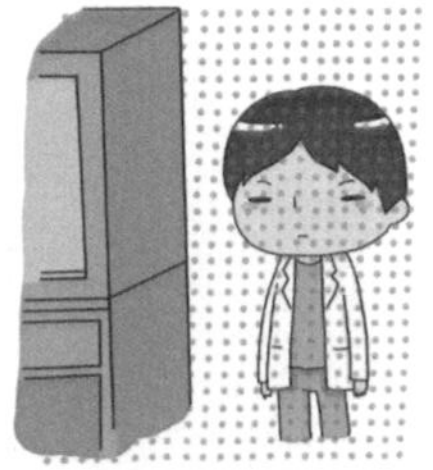

背景融合

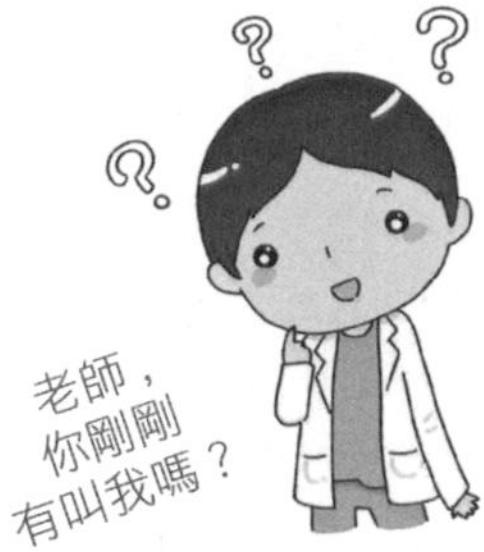
老師，
你剛剛
有叫我嗎？

裝傻

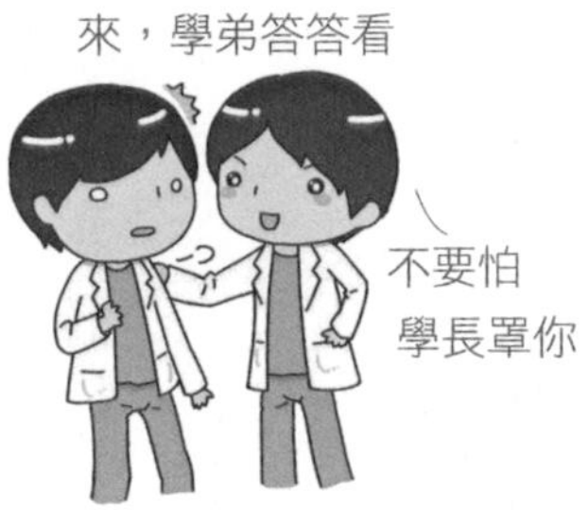
來，學弟答答看
不要怕
學長罩你

嫁禍學弟

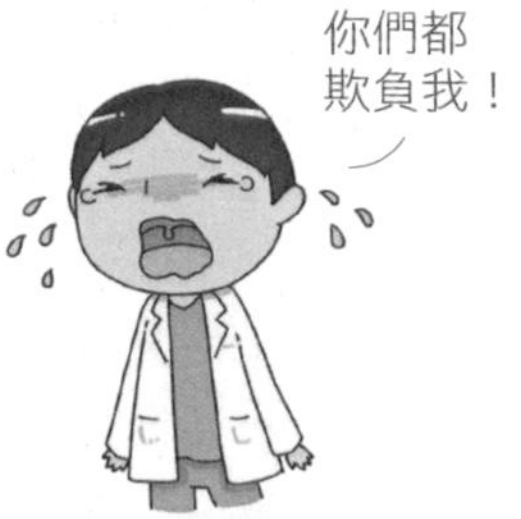
你們都
欺負我！

大哭逃避

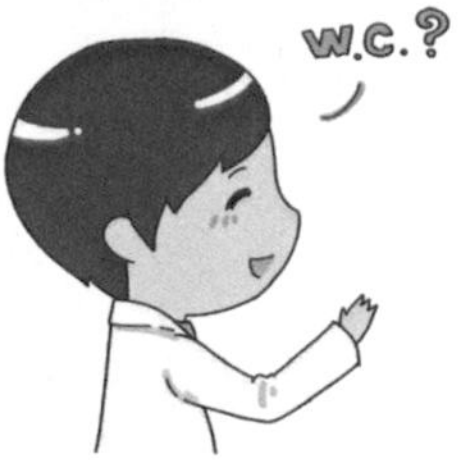
W.C.?

尿遁

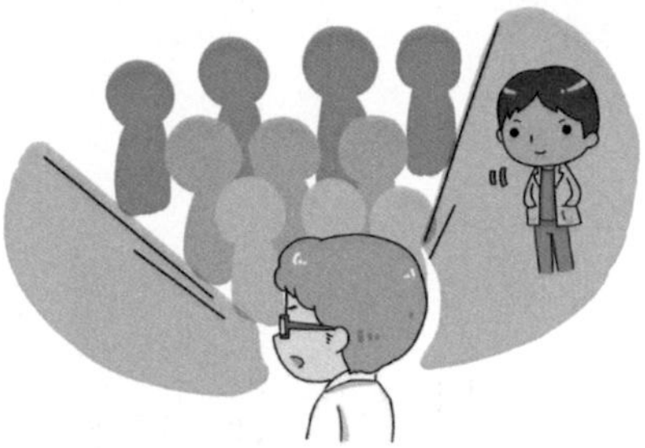

死角之術

你的好日子已經結束了

癌症腫瘤科是我們醫院比較忙碌的一科，專門負責各種與癌症有關的治療。因為病人有點多，醫院還特地把人力分成三個小組（其他科只有一到兩個小組）。

每個小組成員由一名住院醫師、一名醫師助手、一名專科護理師以及一名醫學生組成（你沒看錯，醫學生也是小組成員）。這些醫療小組每三天要值一次長班，每兩天值一次短班。值班時收的病人沒有上限，秉持「來一個收一個，來兩個收一雙」的原則。

小組負責人是癌症治療的專科醫師，除了教導醫學生如何寫醫囑以外，同時也得確保良好的醫療品質，這是一份極具困難度的工作，有本事坐這位子的人屈指可數。

比特醫師就是其中之一。

「住院醫師都給我站起來自我介紹！」某天，一位兇巴巴的老先生走進診間。學長姊立刻起立輪番報上自己的名字，等到學長姊做完自我介紹後，我才意識到自己還沒開口。正當我準備起身時，老先生的目光停留在我身上。

「你是誰？」

「我是這個月剛來實習的醫學生。」

「剛剛為什麼不說話？」

「我……沒發現大家已經做完自介了。」

「……你之前的指導教授是誰？」

「黑爾教授。」

「黑爾教授啊……他對學生很好對不對？」

「是啊，他非常親切！」

「是嗎？那我要告訴你一件很不幸的事。」

「什麼事？」

「我是負責你的醫師，我叫比特，未來一個月的時間，你歸我管！」

「這樣為什麼是不幸呢？」

「因為從現在開始，你的好日子已經結束了。」

「蛤？」

「我會把你電到連你媽都認不出來你是誰。」

我就這樣在莫名其妙的情況下，被比特醫師盯上了……

比特醫師他說到做到，從那天開始他照三餐電我，我被搞得頭昏腦脹，簡直是欲哭無淚。每當我露出茫然不解的表情時，比特醫師就會敲著桌子，用嘲弄的語氣說：「What an idiot!（真是個白癡）」

每天都會被罵好幾次，一開始有點難以接受，不過後來也就慢慢習慣了，畢竟我是菜鳥，本來就有很多不懂的地方。此外，受到比特醫師「關愛」的不止我一個，資深的住院醫師一樣也逃不過。

某天看完診，比特醫師把學長叫到一旁。

「你在搞什麼？現在都幾點了，醫囑怎麼還沒寫完？」

「我剛剛在抽ＣＳＦ（腦脊髓液），等一下要收新病人，晚上七點前會完成。」

「你現在就給我寫好！」

「可是我現在要看病人……」

「我命令你現在先寫醫囑，你聽不懂嗎？」

「……好吧！」

「怎麼了？有哪裡不滿的？」

「我只是在想……如果寫醫囑的時候有病人需要急救怎麼辦？」

「放心，要救人絕對輪不到你。」比特醫師接著說出了他的這句名言，「What an idiot!」

WHAT AN IDIOT!

本來以為他只是對醫師嚴格，沒想到對病人也採用相同的態度。

「你這種病來醫院只是浪費時間！」「我們沒有治療你的技術，你另請高明吧！」「我還有其他病人要看，你有問題去跟護理師說！」「你既然喜歡採用自然療法，那你現在來這間醫院是什麼意思？」

這種鮮明的個性跟有話直說的態度，跟我心目中的「模範醫師」差距頗大。我有點不明白，他究竟是為什麼想當醫師？

某天，比特醫師在晨會結束時突然開口。

「昨天院長把我叫去他的辦公室談談，他說最近有很多人投訴我，好像對我頗有微詞……」在場所有人都面面相覷，沒有人敢接話。「我就直說了……我認為我小組的成員都是白癡！」

「……」

「院長希望我以後不要再用『白癡』這種攻擊性的字眼來稱呼你們，即使我心裡真的這麼認為，」

「……」

「不過院長也同意『這間醫院的醫學生和住院醫師都是白癡』這句話，」

「……」

「然後我們就都大笑了幾聲。」

「……」

「投訴我的那位仁兄，請你記住，根本沒有必要浪費時間跟院長打小報告，他是我學弟，不敢動我的。」

＊　＊　＊

「實在是太過分了！！！」我一回值班室忍不住抱怨，「怎麼會有這種醫師！」

「聽說有病人也投訴他了……」學長加入討論。

「這種沒品又沒德的醫師，為什麼會在我們醫院啊？」

「誰知道，上頭不肯炒他魷魚……」

「為什麼？因為他醫術好嗎？」

「應該吧！」

「我不知道是誰投訴他的，可是我很確定，打死我也不想成為他的病人。」

「嗯！」學長點頭大表同意。

＊ ＊ ＊

值夜班的時候，我通常會在晚上十一點左右探視病人。這是我的習慣，希望在休息前跟病人說聲晚安。走進診間時，意外看到比特醫師。

「……我知道你們很徬徨，可是你爸爸的病已經超過了我們的能力範圍。」

「醫師，我知道他不會好了……」

「那你為什麼不願意讓他轉去安寧病房？」

「我想讓他多活幾天……」

「你這樣只是讓他承受更多無效醫療而已。」

「這是我爸爸的願望，他的孫子再兩個月就要出生了，如果他現在轉去安寧病房的話，萬一有什麼情況，那裡是不能急救的，對不對？」

「……我明白了，好吧，我會盡力幫忙。」比特醫師起身準備離去。

「醫師，」家屬也站了起來，「謝謝你願意每天晚上都來看我爸爸。」

＊ ＊ ＊

「每天……晚上……？」學長露出不可思議的表情。

「嗯，病人家屬是這麼說的。」

「主治醫師通常不會在醫院待那麼長的時間。」

「喔……」

「所以說，病人希望能活到孫子出生的那一天？」

「聽起來是這樣。」

「然後比特醫師答應了？」

「好像是……」

「這滿少見的……遇到這種狀況，除了會讓醫院損失大量金錢以外，如果處理不當，還有可能會吃上官司。」

＊　＊　＊

從那天晚上之後，我對比特醫師開始有了不同的看法，我慢慢發現，他總是第一個到醫院，然後是最後一個離開的醫師；他每天至少會巡三次房，並且仔細檢查學長姊開的每一份醫囑；要求學長早點寫完Note，也只是為了方便病人早日出院。病人提出的要求，他會仔細聆聽，如果碰到合情合理的特殊要求，他往往願意做出適切的應對；如果碰到不講理的病人，他一步也不會退讓。仔細想想，比特醫師除了對醫學生有點嚴格以外，他對病人付出的心力與時間是無人能及的。

一個多月後，我收到了比特醫師的評語，讀完後我感到十分慚愧。

「我很開心能成為小百合的指導教授，我認為他是少見的傑出人才。他在晨會做的報告簡明又有條理，他對複雜的病史表現出過人的理解力。當我問他問題時，他回答得十分有自信也十分正確。我寫醫囑時，往往會參考他寫的，因為我知道這份記錄是詳實正確的。晚上巡房時，我常常會看到他在病人身旁，仔細回答病人的問題或是陪伴病人。我不大會稱讚學生，可是我必須說他令我印象深刻。假以時日，我相信他會成為一名傑出的醫師。我要給予他最高評價，也祝福他未來成為一名仁心仁術的好醫師。」

原來，我遇到了一位好醫師。

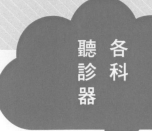

各科聽診器

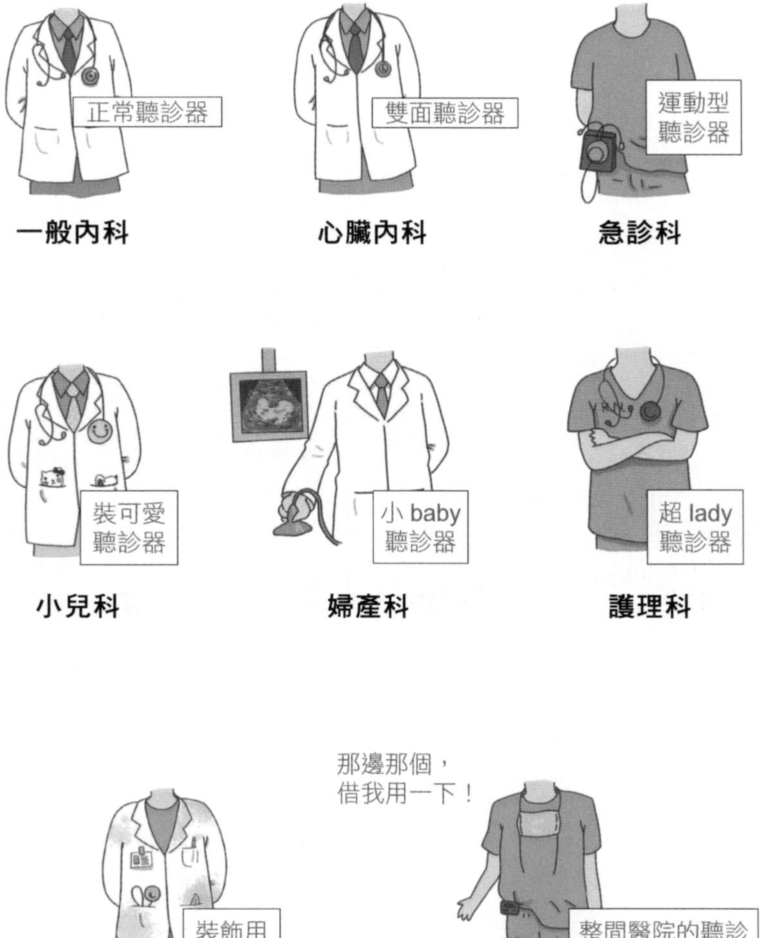

正常聽診器
一般內科
雙面聽診器
心臟內科
運動型聽診器
急診科
裝可愛聽診器
小兒科
小 baby 聽診器
婦產科
超 lady 聽診器
護理科
裝飾用聽診器
醫學生
那邊那個，
借我用一下！
整間醫院的聽診器都是我的
外科

格鬥抽血

來醫院做檢查最怕什麼？

我想，大多數人的答案都會是「抽血」吧！病人最怕碰到經驗不足的醫護人員，針頭來來回回戳個七、八次，結果整條手臂瘀青，看起來就像被家暴。反觀，醫護人員抽血時最怕碰到動來動去的失控病人。

我跟提姆是剛進醫院見習的菜鳥，每天的工作基本上就是幫住院醫師學長（resident doctor）處理雜事，任何跟病人有關的瑣事，學長都會派我們去處理。反正菜鳥的時間最多，我們不做誰做呢？

某個星期六，我跟提姆在醫院值班。

學長：「你們抽過血了沒？」

小百合：「報告學長，還沒有！」

學長：「好，你跟提姆去一〇一病房幫病人抽血。」

小百合：「謝謝學長！」

一想到終於可以為病人抽血就有點小興奮，心想「今天應該是成為醫師的第一步吧！」，回頭一看，這才發現提姆表情凝重。

小百合：「怎麼啦？你不想做啊？」

提姆：「……我知道一〇一房是誰。」

小百合：「誰？」

提姆：「……一個暫時性精神錯亂（delirium）的病人。」

小百合：「喔……這樣是好是壞？」

提姆：「他有暴力傾向，據說已經打傷了好幾個人。剛剛護理站打電話來說不願意幫他抽血……」

小百合：「不能把他綁起來嗎？」

提姆：「學長說最好不要，因為有些病人會因為過度掙扎而受傷。」

小百合：「等等，這聽起來是高難度 case 耶，連護理師都沒轍，我們怎麼可能會有辦法？不行，還是請學長自己來好了。」看到提姆憂心忡忡的眼神，我也跟著緊張了起來。

提姆：「今天是星期六，學長一個人要負責多達二十床的病人，你覺得他會有空嗎？」

一開房門，就看到一個年約五十歲的中年人躺在床上。

小百合：「你好，我是小百合，他是提姆，我們要為你抽血做些檢查。」

病人發出一些怪聲，雙手開始朝空中揮動。我注意到他的二頭肌異常發達，身材壯碩結實，如果跟他比腕力的話，絕對會被秒殺。

小百合（小聲）：「提姆，我可能抓不住他耶，等下我們要抽幾管血？」

提姆（小聲）：「五管……」

小百合（小聲）：「……你技術比較好，我抓住他右手，你來下針。」

提姆（小聲）：「不行，你那麼瘦，等下一定抓不住他的，我來固定他右手，你來下針。」

小百合（小聲）：「好吧，小心他的左勾拳，被揮到就慘了。」

提姆（小聲）：「我知道，還有，你若扎到我，等下我一定會殺了你。」

在腦海裡簡單排演幾次後，我們深呼吸一口氣，開始行動！

小百合：「先生，我們要開始抽血了喔，請你放輕鬆，不要亂動。」

病人：「呼嚕呼嚕～喔嗚嗚嗚～（表情呆滯）」

提姆這時一個箭步衝上前，左手握住了病人的右手臂，右手握住病人手心，身體呈現一個「尺」字的形狀固定病人。我則開始迅速用酒精消毒，拍彈病人的右手背，努力尋找細小的血管。病人則是不斷吼叫，左手一直拍打著提姆跟我的身體。

小百合：「馬上就好了喔，**You are doing great!** 加油！」

提姆（驚險躲過一記勾拳）：「小百合你快一點啦！我快不行了～」

好不容易找到血管之後，我趕緊下針，這時病人開始激烈反抗。我也不知道為什麼，他這時開始用左手拉扯著提姆的褲子。

提姆：「小百合你你你還沒好嗎！他……他……他在脫我褲子耶！！！」

面對病人突如其來的舉動，我其實無暇分心，也沒心思理會提姆的褲子。當下只是想守住那條纖細的血管，導出五管血液。

過沒多久，提姆又叫了出來！「小百合快一點啦！我內褲快被扒下來了啦！」

好，抽好兩管了，還剩三管。我專注地按著針頭，完全無視提姆的淒厲哭喊。

小百合：「先生，請保持冷靜，我們是來幫你的喔。」

好不容易抽到剩下一管了，但這時卻發現，尷尬了！針頭移位，血流不出來，這樣下去可能要再扎一針。正當我努力調整針頭位置時，提姆再度叫了出來！

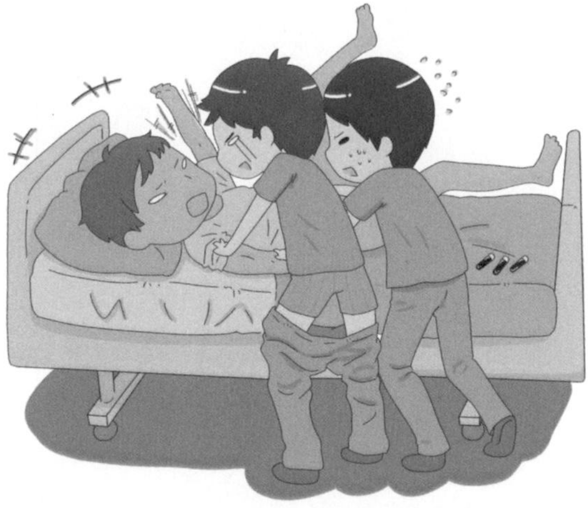

提姆（驚恐）：「小百合！他……他……他在脫自己內褲了啦！！！」

其實我到現在還是不明白，為什麼他會想脫自己內褲，不過本來就不能以常理判斷暫時性精神錯亂患者。所以，我決定繼續無視提姆，也不理會病人的暴露傾向，繼續找血管。就這樣持續了幾分鐘（感覺像是經過好幾個小時），我終於抽完五管血液，而提姆此時也差不多全裸了。

幫病人止血包紮（還有穿回褲子）後，我們長長地呼了一口氣，像是洩了氣的氣球，癱倒在一旁。病人則是回到先前的狀態——發出怪聲、雙眼呆滯、雙手朝空中擺動。

小百合（苦笑）：「提姆你看，他在跟我們揮手掰掰耶～」

提姆（眼神已死）：「他是在跟我的貞操說掰掰吧……」

小百合：「你覺得他清醒後會記得這件事嗎？」

提姆：「我不知道，但是我可以告訴你，我會努力遺忘今天的事。」

針扎

「針扎」是醫護人員最常見的意外之一。多項研究證明，針扎是導致醫療人員感染血液傳染疾病的主要途徑。因此，醫學生必須學習「針扎預防」這堂必修課，其中包含如何安全移除針頭、正確的打針以及正確的抽血等。

不過，無論多麼小心，醫護人員每年每人的針扎次數平均為1.2～2.8次，其中汙染性針扎為0.7～0.9次。經由血液傳染的疾病有很多種，最為大眾所知的有HIV病毒、C型肝炎、B型肝炎等，這些疾病大都非常棘手，一旦感染就有可能終生帶原。

＊＊＊

「林斯先生，今天早上由我為你抽血。」早上六點半，我照慣例走進病房抽血，每天早上來醫院的第一件事就是把血抽好送去化驗，這樣主治醫師來的時候就能看到化驗數據了。

「又要抽啊……」林斯先生小小抱怨了一下。

林斯先生是一名「藥物依賴者」，手臂上有著大大小小的疤痕，看起來像是反覆注射針頭所留下的痕跡。他從十三歲開始吸毒，十五歲接觸海洛因，十六歲開始注射安非他命，基本上，他的人生跟「毒」完全脫不了關係。他同時也是愛滋病和C型肝炎帶原者，推測是注射毒品時用了不潔的針頭造成交叉感染。

「是啊，這樣我們才能確切掌握你身體的復原狀況，請忍耐一下！」

林斯先生的血管非常難找，手臂上的血管經過多次注射後變得細薄脆弱，不仔細找根本看不出來。有時就算找到了血管，也抽不出血，簡單的抽血對他來說是個大工程。

「好像找到了，等等喔，OK，不要動！」經過多次嘗試後，我好不容易看到針頭回血，努力從他手臂抽出兩管血液。

正當我準備用紗布替林斯先生止血時，針頭突然無預警地滑了出來，擦到我的右手食指。

「請你用手按住紗布十分鐘，謝謝你的配合。」確定林斯先生一切正常後，我把針頭丟棄，向林斯先生道別，走出診間後才脫下手套，在燈光下檢查傷口。食指有個約一公厘的小孔，正慢慢地滲出小血珠。我用力擠著傷口，試圖讓更多血液流出，然後用大量肥皂和清水清洗傷口，腦海中同時浮現教授的上課內容……

「B型肝炎針扎感染率為5％～40％，C型肝炎針扎感染率為3％～10％，HIV病毒針扎感染率為0.2％～0.5％……」

＊　＊　＊

「你小時候有打過B肝疫苗，對吧？不過保險起見，我現在還是得替你抽血，做個詳細檢查。」問診的是一名感染科學長，他的聲音低沉帶有磁性，稍稍安定了我不安的心情。

「好。」

「我已經聯絡林斯先生了，他答應讓我們多抽幾管血，我們會測量他體內的

HIV還有C肝病毒量，報告出來後我再通知你。」

「謝謝學長。」想到林斯先生願意為我多挨幾針抽血，我不禁感到有點抱歉，也有點感動。

「你這算是高危險性感染，畢竟病人有HIV還有C肝病史，我想跟你討論一下治療方案……」

「……學長請說。」

「C型肝炎目前沒有特別有效的PEP（Post-Exposure Prophylaxis，暴露後治療）……最好的做法是保持追蹤……每三個月來這裡抽一次血……」

「只有抽血？」

「嗯，如果一年後你身上都沒驗出C肝病毒的話，應該就沒事了。」

「如果有驗出病毒呢？」

「那就只好接受長期C肝治療，到時我會把你轉給專科處理。」

「知道了，那HIV呢？」

「HIV有PEP藥物治療，可是這些藥對肝、腎的負擔較大，也有些不確定的副作用。開始治療後，你每兩個星期、一個月、三個月、六個月要回診檢查肝功能和腎功能。」

「請問要量HIV viral load嗎？」

「我今天會幫你量，然後你第一個月、第三個月還有第六個月要回診，如果半年後還沒有測量到HIV病毒的話，應該就沒問題了。」

「PEP有效嗎？」

「文獻上說可以降低80%的感染機率。除了影響肝功能和腎功能以外，還可能會有其他嚴重的副作用，不過目前我們對這些藥物的理解不深，很難保證一定不會有副作用。」

「什麼時候要開始吃藥？」

「六小時內，建議越早越好。」

＊　＊　＊

「老爸，我被針扎了。」回家後我撥了通長途電話給老爸，老爸在台灣當醫師，常常適時給我醫療上的建議。

「怎麼發生的？」

「拔針頭不小心戳到手指。」

「病人有什麼病史？」

「已知有愛滋、C肝帶原，目前還在化驗是否有其他疾病。」

「你手指有出血嗎？」

「有。」
「這樣啊……」老爸在電話中沉默了一陣子，我們彼此都沒說話。
過了一會兒，老爸開口了，「別想太多吧，下次小心點就好。」
「老爸，你有被針扎過嗎？」
「拜託，何止針扎，我還被手術刀割過好幾次呢，更別說其他大大小小的飛沫傳染疾病了。」
「你都不怕被感染嗎？」
「怕啊，可是怕有什麼用？做這行本來就有風險，念醫科時你應該就有想清楚了吧？」
「大概是第一次遇到，心情有點受影響……」
「醫師救人是本份，出了意外當然很不幸，可是，這是我們的工作。如果真的遇到不幸的話……就認了吧。醫師誓詞你還背得出來嗎？」
「啊……應該可以。」
「第一段背來聽聽！」
「我鄭重地保證自己要奉獻一切為人類服務……我將要憑我的良心和尊嚴從事醫業；病人的健康是我的首要的顧念……」

「很好，知道了就回去看診吧！」老爸「喀」地一聲掛上電話。

* * *

六個月後，我回感染科檢查。

「結果出來了，你準備好了嗎？」學長在報告結果前，小心翼翼地問我。

「不管結果如何，我都可以接受。」我點了點頭，心情意外地平靜。

謝謝你，給了我如此珍貴的一小時

星期四下午，是M2醫學生到醫院見習的時間。一般來說，醫學生會花一小時左右，跟病人進行一次醫學面談和理學檢查。我在醫院找病人見習，可是遇到的病人不是不方便，不然就是懶得理我。這也無可厚非，畢竟來醫院心情已經夠悶了，誰還會想給菜鳥當白老鼠呢？

正當我考慮放棄時，教授幫忙找到一位老先生。

「你好，我是小百合，謝謝你願意抽空見我們。請問怎麼稱呼？」他看來有點虛弱，鼻子上插著氧氣管，可能肺部有問題。雙眼倒是炯炯有神，一副精明幹練的樣子。

「叫我JD就好了。別這麼說，我很高興能跟你聊天。」

「JD先生，請問你為什麼要住院呢？」

「這個有點複雜，大約三星期前，我的肚子右上方開始痛，忍了兩天之後決定來掛急診。」

嗯，聽起來是急性膽囊炎或盲腸炎之類的症狀，也有可能是心臟病。

「那你為什麼要戴氧氣管呢？」

「我是老菸槍，抽菸抽了四十年。」

嗯，大概是慢性阻塞性肺病，胸腔目測也有點擴大。

「急診室的醫師有照片子對不對？他們說了什麼？」

「他們說我有急性膽囊炎，需要開刀。不過最後決定不開刀，因為他們後來發現我胰臟長了東西。」

等等，難道這是……不會吧……

「請問你體重有改變嗎？」

「是的，我這三個月瘦了二十公斤。」

「他們有沒有做胰臟細針抽吸？」

「昨天做的，報告才剛出來。（微笑）」

「診斷結果是？」

「跟你想的一樣，是胰腺癌。」

如果我今天被告知得了胰臟癌，
我會有勇氣面對嗎？

胰腺癌是一種胰臟癌症，目前是惡性程度最高的癌症之一。大部分病人無法透過手術治癒，因為找到癌症時早已發生轉移，或是有嚴重的局部侵襲。醫界普遍認為胰腺癌的五年存活率低於5%，治療的目的往往只是希望減緩病人不適或是提高癌末生活品質。

「老先生，你看起來很累，要不要直接跳過理學檢查？」
「沒關係，我希望你繼續。」
「真的嗎？」
「我堅持。」

在做觸診時，我不斷地思考，如果今天是我，我會願意讓學生檢查嗎？如果我今天被告知得了胰臟癌，我會有勇氣面對嗎？我會如此冷靜，如此從容不迫嗎？如果我只剩下幾個月的時間，我會怎麼做……？我幾乎可以肯定，我不想把時間浪費在菜鳥醫學生上。

「JD先生，謝謝你，看診結束了。方便再問你一些問題嗎？」
「請說。」
「請問你接下來有什麼計畫？」

「我打算先跟我老婆說這個消息。我跟她沒有小孩，所以她算是我唯一的親人。我們結婚五十年了，她今天晚上會來看我。」

「你們的感情一定很好。」

「是啊，我只是擔心她會承受不住，不過我知道該如何安慰她。」

「JD先生，你的態度非常正面積極，這是很難得的。」

「人生就應該勇敢面對，不是嗎？」

「之後的計畫呢？」

「我想把握時間跟她出國旅行。五十年來，一直把時間花在工作上，現在真覺得慚愧，如果可以，真想跟她一直走下去。許多老朋友想飛過來看我，他們都是法國人，非常熱情，可是，我不太想見他們。」

「為什麼？他們一定很擔心你啊！」

「我想把剩餘的時間花在對的地方。」

「JD先生，我還想問最後一個問題。請問，你今天為什麼願意見我？」

「因為對我來說，你值得。我希望你會記得我，記得我的症狀，我的態度，還有，記得我太太，跟我們的愛情。」

「謝謝你。」

學長曾說，有些病人你這輩子永遠都忘不了，我想，這就是了吧！

JD先生，謝謝你，給了我如此珍貴的一小時。

看得見的驕傲

我在醫院診間遇到了一個失明的病人。因為先天性遺傳疾病，他從小就看不到這個世界的一切。問診時，他應答得體，雖然無法簽字書寫，不過他非常了解自己的病情，也可以背出自己所吃的複雜藥物的名稱。他從來沒有錯過約診，也從來沒有表現出怨天尤人的態度。

然而，問診的時候，我犯了一個不該犯的錯誤……

「你今天怎麼來醫院的呢？」

「我自己一個人來。」

「自己一個人？沒有人帶你一起來嗎？」

「我是個成年人，不需要人帶。」

「你是坐計程車嗎？」

「不是，我搭地鐵。」

「你一個人住嗎？」

「是的。」

「哇～你好厲害！那你怎麼吃藥？平常是誰來照顧你的？」

這時，病人皺了皺眉頭，語氣透露出些許不耐。他說：「我是個成年人，我懂得如何照顧自己。」

我突然發現我的無知傷了他的自尊。我不了解他，但我卻自以為是地認為他跟其他人不一樣。雖然他看不見，可是這不代表他需要特別幫助，也不代表他需要別人的同情。其實他沒有什麼要求，只是希望大家可以平等的對待他，其他額外的同情，對他來說，徒為負擔。

門診結束後，我帶他走到電梯門口，當電梯門一開，裡面擠滿了人。有幾個乘客發現了他的眼疾，主動走出電梯打算讓位給他。我想了一下，跟那些好心乘客點頭示意，卻揮了揮手表示拒絕。

我對病人說：「電梯人滿了，我們等下一班吧！」

解剖學教授的傳說

「人類解剖學」是醫學生的必修課，內容包含學習人體的組織、肌肉、神經、血管，以及各種大大小小的骨頭組合。

上課前，教授特別對我們說：「解剖學是一門新語言，醫學生除了要熟記各種新單字以外，還要理解它們的意思和正確的使用方法。這對大部分人來說是很困難的一堂課，每年都有許多學生得重修，希望各位同學好好努力……」

教授說的一點都不誇張，因為第一堂課要背的單字就有五百字之多（眼神死），而且其中多半是拗口的拉丁文或是希臘文，有些甚至連土生土長的白人同學也念不標準。對我這種半路出家的「英文苦手」來說，更是難上加難。

學習解剖學的方式有很多，像是經由內視鏡、血管影像學、MRI（核磁共振），或是X光片來判讀等。不過最常見的是「gross dissection」，就是用手術的方式打開大體，再由切割來學習人體的內部構造。

「Anatomy donor」是美國人對大體捐贈者的稱呼，這些捐贈者大都出自個人意願，在離開人世前向家屬表明願意提供身體給醫學院，讓學生學習。對於這些偉大的捐贈者，我們都是抱著尊敬、認真，甚至戰戰兢兢的態度學習。因為大家都明白大體得來不易，若沒有無私的大愛是不會願意當捐贈者的。

* * *

我們醫院的解剖室位於地下室，只要一靠近入口，就可以聞到濃濃的福馬林味。福馬林的味道非常嗆鼻，聞久了鼻水會流個不停，雙眼也會變得淚汪汪，甚至一下課就衝去外頭乾嘔，彷彿多待一秒就會忍不住吐了出來。有些同學會自備口罩，也有人會戴上防毒面具（不誇張，就是戰爭電影裡的那種防毒面具）。我的適應力還算不錯，對味道也沒有什麼特殊排斥，所以待在解剖室裡並沒有覺得特別辛苦。（等等，這有什麼好驕傲的？）

「歡迎大家來到解剖學！我是畢斯教授，在這一年裡會教你們各種解剖知識。」

小組的指導教授是一位有點年紀的女性，戴著金絲邊的粗框眼鏡，留著褐色短髮。她的嗓門很大，可是個頭非常嬌小，說話時大家都得找上好一會兒，才能看到她。

「第一次解剖，我建議大家一定要先吃點東西，可以不用吃飽，但是絕對不能空腹，否則很有可能昏倒。相信我，在課堂上昏倒的同學絕對會被笑上一整年，就像去年的傑森同學一樣。」

聽到這裡，我摸了摸自己的肚子，打定主意解剖開始前一定要去吃點東西，千萬不能被教授當成明年上課分享的糗案例。

「我建議各位去換上刷手衣，鞋子最好也換穿舊鞋，在學期結束時可以一併丟掉。」

我低頭看了自己的鞋子，有點後悔今天穿皮鞋。

「最後再跟各位提醒，這些大體老師在不久前是活生生的人類，他們有家人、有事業、有自己的人生，可是卻願意捐出自己的身體供各位學習。醫學生在畢業前只有這次機會能接觸大體解剖，希望大家好好把握。」

＊　＊　＊

「我該怎麼做？」我看著眼前的大體，有點手足無措。

「你在發什麼呆？繼續啊！」畢斯教授的聲音從人群後方傳來，依舊是只聞其聲不見其人。

「老師，我不知道要切多深……」

畢斯教授搬了一張小板凳，站在上頭，捲起袖子。

「別擔心，不要想太多，做就對了。其實沒什麼，就這樣，你看，懂了吧？用手慢慢剝開就好，這樣比較不會切到重要血管，像這樣……你看，很簡單吧？」

這時候，我突然發現老師是「徒手」解剖，而且竟然沒有戴……手……套……！！！滿手都是……嗯，你知道的。

「老師！！！！你沒戴手套！！！！！」

「我做解剖的時候通常不戴手套。」

「為什麼?!」

「這樣比較有『手感』。」

「可是……福馬林不是容易致癌嗎？」

「是嗎？我活到現在還沒出事，」畢斯教授淡定地聳聳肩，「……我想我死於其他疾病的機率應該遠大於癌症吧？」

＊　＊　＊

畢斯教授的傳說當然不只這些，她最為醫學生所津津樂道的是「凱蒂事件」。

先跟各位解釋一下，「凱蒂」不是人，而是一隻貓。更詳細地說，是畢斯教授多年前養的貓。話說畢斯當上教授不久後，她發現凱蒂的身體狀況越來越差，不僅體重在短短一個月內驟減，而且開始大量掉毛，出現嘔吐等症狀。畢斯教授非常擔心，帶著貓看了許多次獸醫。可是不管做了多少檢查，獸醫始終檢查不出病因。

一個星期後，凱蒂吐了許多血，死了。

教授為此感到非常難過，她氣沖沖地帶著凱蒂的屍體到獸醫那裡要求解剖。想當然耳，獸醫拒絕了這種無理要求。為了理解凱蒂的死因，畢斯教授心一橫，把屍體帶到解剖室，然後展開學校有史以來第一回的「貓咪大體解剖」。

解剖室當天人山人海，許多資深教授也前來觀看。在詳細的解剖以及多層切片中，畢斯教授在凱蒂的腸胃發現了撕裂傷，以及許多大大小小的不規則腫瘤，切片結果為末期胃癌。

這故事雖然聽起來很扯，不過經歷此事的學長姊個個信誓旦旦，拍胸脯保證確有此事。

聽說畢斯教授為了紀念凱蒂，每年的考題都會出一、兩題跟胃癌有關的標本當作加分題。解剖學的期末考稱為「**bell ringer**」，中文翻成「大體跑台」（簡稱「跑台」）。老師會把大體（或標本）分為六十個「站」，然後用紅線標出許多血管、器官、骨頭或神經等，學生則是在紙上填答。填答的形式沒有固定，有時要寫出對應部位的名稱，有時要寫出可能的病因，也有時候會問一些完全不相干的問題。監考老師每三十秒會敲一次鈴，提醒學生時間到了，趕快接著寫下一題。

跑台是醫學生的噩夢，因為你必須在短短三十秒的時間內答題，就算提早寫完也不能先寫下一題。這種考試有點「一翻兩瞪眼」的含義，會就是會、不會就是不會，百分之百完全憑實力，絕對無法取巧猜題。

考試當天我非常緊張，據說今年的考題比往年困難許多，如果死當的話，有可能會被要求留級。我的考試時間是下午兩點，這是個有點尷尬的時間，午餐吃多了，擔心出現「吃飽愛睏」的狀態，影響思緒；吃太少，又怕血糖過低，增加錯題率。

好不容易換我入考場了，發現裡面擺著滿滿的大體標本，監考老師則是拿著一個老式搖鈴，露出不懷好意的笑容。毫無預警地，「鈴」了一聲，考試開始！

我腦中頓時一片空白，緊張到無法思考。好不容易定下心來看了看標本，發現是胃部標本，紅線綁的是靠近幽門的不規則腫瘤。有趣的是，綁住那胃部標本的紅線有著「Hello Kitty」的小貼紙。

我這時不禁露出微笑，寫下答案。

死因

「嗶——」螢幕上的心電圖成了一條水平直線。
「死亡時間：早晨七點〇五分。」主治醫師冷靜宣布。

＊　＊　＊

「誰可以告訴我，我先生是怎麼死的？」一名年輕太太追問主治醫師，滿臉憂傷。

躺在病床上的是一名男性青年，大約三十歲左右。他是個大學教授，年紀輕輕就以第一名的成績從博士班畢業，被業內人士視為不可多得的人才，前途不可限量。不過命運弄人，上個月他被發現昏倒在學校走廊上，全身抽搐、癲癇不止。校方立刻叫了救護車，急診室也做了緊急處理。奇怪的是，除了癲癇以外，其他檢查幾乎完全正常，腦部斷層掃描沒有看到出血，核磁共振沒有看到腫瘤，就連腰椎穿刺也沒發現任何異常。

自從住院以來，他持續昏迷，持續癲癇，最終接受了插管。他無法進食，鼻管也插不進去，醫師只好勉強以靜脈導管給予他需要的養分。轉診到加護病房後，狀況還是沒有好轉，引發了敗血症，裝了葉克膜。最後，在太太的同意下，家人簽了**DNR**（**Do Not Resuscitate**，放棄急救同意書），讓他平靜地離開這個世界。

「他究竟為什麼會癲癇呢？」這個問題，不僅是他家人想問的，也是全體醫護內心的困惑。

＊　＊　＊

「這些日子辛苦你們了，我能理解你們的心情，請問有沒有什麼是我可以幫忙的？」我試著安撫家屬。

「我真的不明白，我先生得的是什麼病？」

「目前無法確切得知，只能做些推斷……有可能是病毒，有可能是自體免疫系統出了問題，也有可能是其他不知名的疾病。」

「好好的一個人，為什麼會是他……」

「我很遺憾，請節哀。」

「他就這樣不明不白地走了，我們真的不能接受。」

「……請問妳有考慮過醫學解剖嗎？」

「什麼？你要把他的身體拿去做實驗？」

「不，不是這樣的。」我放輕了聲音，「醫學解剖是由病理醫師執行，他會從病人身上取下需要化驗的組織，然後在顯微鏡下查看病理玻片。這是目前最有可能找出病因的方法。」

「我不願意讓他繼續受苦……」

「我們醫院的病理醫師非常專業，取組織的技巧很好，解剖結束後會仔細縫合，不仔細看的話是不會發現差別的。」

「做完解剖後，一定會有結果嗎？」

「……我向妳保證，我一定會全力以赴。」

「……我得跟他父母討論看看。」

「謝謝妳，我希望能釐清真相，找出他發病的原因。」

＊　＊　＊

病人的遺體在當天下午被送到解剖室。我排出時間參與解剖，希望可以提供病理醫師一些臨床上的資訊。

「病人是三十二歲白人，男性，本月十日被送來急診，主要症狀為癲癇不止，我們立即施打了抗癲癇藥物，不過病人沒有任何反應，類固醇、免疫球蛋白靜脈注射也沒有明顯效果……」我一口氣跟病理醫師報告住院過程，「不管我們做了什麼，癲癇一直無法停止，最後病人得了嚴重敗血病和敗血性休克，出現代謝性酸中毒……胸腔X光片顯示呼吸窘迫症候群……家屬簽完DNR後，病人在今天早上出現心房顫動和心臟衰竭……死亡時間是七點〇五分……」

「所以你想知道癲癇的原因？」病理醫師看了我一眼。

「嗯，我們知道病人是死於敗血症，可是一直找不到癲癇的原因。」

「你有什麼想法？」

「腦部斷層掃瞄還有核磁共振沒有任何出血或是中風的現象，尿液檢查沒有驗出任何藥物使用，腰椎穿刺也沒有異狀，血中驗不出酒精中毒，病人發病前沒有更改飲食習慣，也沒有開始服用新藥物，過去半年未曾接種疫苗，抗癲癇藥物開到最高劑量也沒有反應………我懷疑是某種感染性疾病或是自體免疫疾病。」

「我知道了，我會邀請腦部病理專科醫師一起來處理腦部的部位，自體免疫的部分我會對標本進行一些特殊染體來檢查，感染部分我會做一些常見病毒、細菌還有霉菌測試。」

「謝謝你。請問我可以和你一起做解剖嗎？」

「啊？可以是可以啦……不過這個解剖會耗上不少時間喔！」

「沒關係，下午的門診我已經委請學長幫忙，請你務必讓我參與解剖過程。」

病理醫師點了點頭，拿起手術刀，朝著遺體劃了下去。

＊　＊　＊

「報告結果跟你想的差不多，肺葉有彌漫性肺泡損傷，腎臟有彌漫性血管內凝血反應，血液驗出金黃色葡萄球菌，病人的主要死因是敗血症引起的多重器官衰竭……」病理醫師坐在顯微鏡前緩緩說著。

「腦部報告呢？有沒有找出癲癇的原因？」

「這個嘛……腦部的病變沒有我們想像得多，除了一些敗血症造成的腦部病變以外，沒有什麼決定性的證據。」

「自體免疫系統方面呢？」

「很難說，切片沒有任何證據顯示這是自體免疫系統的問題。」

「病毒呢？」

「常見的病毒我們都測過了，全部都是 negative。」

「所以你認為死因是……？」

「推測是某種未知病毒感染造成的急性播散性腦脊髓炎，最後導致癲癇。當然還是有可能是某種自體免疫系統疾病……」

「等等，我們花了兩個多月的時間，查了這麼多文獻，會診了各科醫師，結果還是不知道原因嗎？」看著手中的一大疊paper，頓時有股深沉的無力感。

「有時候不管你多麼努力，還是有可能會找不到答案……」病理醫師把玻片從顯微鏡上取下，小心地放入盒子裡，「醫療有其極限，醫師畢竟不是神，本來就不可能無所不知。」

* * *

「所以說，你們做完解剖後，結論是死因不詳？」死者的妻子看完報告後發問。

「是的。」

「請你認真回答我一個問題，當你在照顧我先生的時候，是否盡了最大努力，毫無保留地治療他？」

「是的，我想是的。」

「謝謝你，這樣就夠了……」她對我握手，「這樣就夠了……我想替我先生謝謝你，謝謝你願意這麼認真地治療他。」

204

病理標本處理流程大約可分為兩種。

一般標本是由臨床醫師將組織取下後，用福馬林固定，再由病理科接手處理，經過重重的脫水、浸蠟程序後，隔日由醫檢師進行切片、染色、封片等步驟完成病理玻片。這些玻片最後會回到病理醫師手中，用顯微鏡仔細判讀並寫出診斷，全部流程大概要花上三到五天。

「冷凍切片」則是一種加速版的病理診斷，開刀房的醫師將標本取下後，立刻快馬加鞭送到病理科手中，病理醫師會即時處理，在零下25～30℃的環境下進行組織切片（不經福馬林固定）。染色、封片、判讀全部一氣呵成，二十分鐘即可取得檢驗結果，十分有效率。

既然冷凍切片可以迅速得知結果，那醫院為什麼還採用傳統切片的方法呢？

主因是成本和誤判率。

冷凍切片的成本比傳統切片高出許多，而且切片難度也高出許多（用刀片手動刮出五到十微米，這難度頗高），這些高難度的切片往往容易造成標本瑕疵，無形中也增加了誤判率。萬一把良性腫瘤判成惡性腫瘤（或是把惡性腫瘤判讀成良性腫瘤），後果可想而知。正因如此，非必要的情況下，一般外科醫師是不會要求冷凍切片的。

我在病理科實習期間認識了不少外科醫師，其中讓我印象最深刻的是進行 **Whipple** 手術的耶格醫師。

Whipple 手術是極端複雜的手術，也是目前唯一有可能治癒胰臟癌的治療方式。它的手術時間長，併發症多，而且手術死亡率極高。每台 **Whipple** 手術都需要冷凍切片，有些是要確認腫瘤有沒有轉移到其他器官，也有些是要確認切口邊緣的組織有沒有癌細胞。外科醫師會根據冷凍切片結果來更改手術過程。

簡單來說，有本事動刀的醫師百中無一。

我實習的醫院是胰臟癌轉診中心，每個星期大約會有六至十台 Whipple 手術，遠遠超出其他地區醫院。支撐著這些龐大 Whipple 手術的是一群胰臟癌手術專家，其中比較有名的便是耶格醫師，他是個看起來很不像外科醫師的外科醫師，年約五十歲左右，說話輕聲細語，給人溫文儒雅的感覺。世界各地的病患會特別指定由他開刀，期待他帶來奇蹟。

每次碰到耶格醫師的刀時，他都會親自送標本到病理科做冷凍切片，然後在旁耐心等待，就算遇到延遲的狀況，也不會焦躁生氣。

某天切片空檔時，我跟他聊了起來。

小百合：「今天開刀過程還順利嗎？」

耶格醫師：「還不錯，沒有什麼大問題。」

小百合：「你每天動這麼多台手術，有沒有算過目前為止開了幾台 Whipple 啊？」

耶格醫師：「年輕時有仔細算過，不過二〇四台之後就不算了。」

小百合：「為什麼？懶得算了嗎？」

耶格醫師：「不是……是因為二〇四台的病人死了。」

小百合：「死了？」

耶格醫師：「嗯，死在手術台上，我永遠忘不了那台刀。」他的口氣聽起來異常苦澀。

小百合：「不過兩百多台才碰到一個 death on table，聽起來沒有問題啊！」

我是說真的，像 Whipple 這種高風險的手術，能做到死亡率小於 5% 已經是超級了不起的成就了，「1/200」這種死亡率，根本算是神的等級。

沒想到，耶格醫師看著我搖搖頭，表情凝重。

耶格醫師：「你不懂，對於家屬來說，就算只有一個，也是太多了。」

小百合：「可是開刀本來就有風險，況且醫師也是人，沒有人是完美的。」

耶格醫師（苦笑）：「你錯了，醫師是沒資格犯錯的。不管救了多少人，只要失手一次，你就是罪人，一輩子都會活在懊悔中。」

我沒有繼續追問下去，因為我看到了他所背負的沉重。其實我很明白，既然走了這行，就要有所覺悟，做好一切準備。

畢竟，保持完美就是醫師的使命！

媽媽愛你，你知道嗎？

「嗶嗶嗶嗶嗶～～～～」（call 機響起）

小百合：「哈囉，我是小百合。」

某醫師：「我們等等會有個 case 要送來解剖。」

小百合：「沒問題，幾點？」

某醫師：「嗯，還要再幾個小時吧。」

小百合：「人還沒走？」

某醫師：「其實，病人已經往生了，家屬在做最後告別。」

小百合：「OK。那，等他們準備好了再 call 我？」

某醫師：「好。」

結束通話後，我發覺這情況有點奇怪。一般來說，如果病人死後需要進行醫學解剖，主治醫師會先徵得家屬同意，然後接著把遺體送到太平間，這樣一來，可以延緩遺體腐化的速度。待一切準備妥當後，才會聯絡病理科。今天這麼早就聯絡了，感覺有點莫名其妙。

等了一個多小時，我撥了電話過去。

小百合：「哈囉，是我，我想請問一下大概還要多久？」
某醫師：「其實，我也不知道。」
小百合：「好吧。不過如果拖太久的話，遺體會開始腐化，到時候結果可能不會那麼準確喔！」
某醫師：「我明白。」

就這樣，又過了五個小時……

小百合：「不好意思，請問 case 會過來嗎？」
某醫師：「會啊，不過家屬還在跟病人訣別。」
小百合：「好吧，沒問題。不過，晚上六點後解剖室就不接受 case 了喔，這樣就要等到隔天。可是這麼一來，解剖的準確度會下降。」
某醫師：「我明白。」

在等待的同時，我查了一下病歷。

「三十八歲女性，第一次懷孕，上個月產檢時發現胎兒異常，懷疑為基因或染色體突變，無家族史。建議：醫學墮胎。」

喔，原來往生者是小 baby 啊，家屬則是媽媽。嗯，聽起來像是某種少見的基因異常疾病，如果能透過解剖找出突變基因的話，將會是一大突破，也能給家人一個合理的醫學解釋。

「懷孕二十一週，孕婦不願意接受墮胎，希望盡一切可能生下孩子。主治醫師明確表示孩子生存率極低，就算得以生存，生活質量也會是極低的狀態。」

「懷孕二十六週，超音波顯示多重異常。胎兒沒有眼睛、顎裂（口腔和鼻腔之間上顎的部分欠缺）、耳朵異常短小、心肺功能異常、手指分裂異常、腎臟囊腫異常。」

「懷孕二十八週，孕婦明確得知胎兒畸形異狀，不過孕婦依然堅持盡一切可能生下孩子。」

「懷孕三十二週，主治醫師表示胎兒如果順利出生，則非常可能需要插管和急救。孕婦希望盡一切可能生下孩子，也表明希望盡一切可能急救。」

「懷孕三十六週，主治醫師連同基因學專家與孕婦及家人開會，會中表明胎兒出生後存活率接近零，而且急救效果預期不佳。孕婦堅持希望盡一切可能急救，並且表示希望給胎兒一個活下去的機會。」

「懷孕三十七週，自然產，經陰道分娩。嬰兒有多重異常，無眼睛、無耳朵、顎裂、蹼指。嬰兒呼吸困難，心肺衰竭，吐出大量分泌物。緊急插管時，母親臨時決定要醫療人員停止急救。早上六點〇七分於母親懷中過世。」

我想，這媽媽一定抱著無比的愛懷著這個孩子吧！她希望看到孩子出生，也願意接納孩子的一切。她一定覺得，不管孩子有多麼畸形、多麼異常，她都會全心全意地愛著他。

可是，當孩子一出生的那一剎那，她明白了。於是她忍痛，做出困難的決定。

我拿起了電話。

小百合：「是我。家屬還抱著死者嗎？」

某醫師：「你看了病歷了啊？是啊……」

小百合：「沒關係，讓她慢慢來。不管多晚，今天我會留下來做完這個case。」

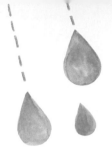

* * *

Baby 啊，你一路走好。

其實你很幸福，能在媽媽的懷中離開。

你知道嗎，你有個如此愛你的媽媽喔。

媽媽愛你，你知道嗎？

希望我是錯的

在急診室值夜班時，碰到一名來掛急診的中年婦女，由於學長當時正忙著處理其他重症病患，我被主治醫師派去向病人問診。

小百合：「妳好，我是醫學生小百合，方便問妳幾個問題嗎？」

病人：「好。」

小百合：「請問妳今天為什麼來醫院掛急診？」

病人：「我肚子痛。」

小百合：「什麼時候開始的？」

病人：「今天中午，本以為會慢慢好起來，可是後來好像越來越痛。」

小百合：「可以用手指出哪裡痛嗎？」

病人：「大概是這裡。」病人用手指指向肚子右方，表情痛苦。

小百合：「有發燒、嘔吐、拉肚子嗎？」

病人：「都沒有。有點頭暈就是了。」

小百合：「大小便會痛嗎？」

病人：「不會特別痛。」
小百合：「請問妳最近一次的月經是什麼時候？」
病人：「已經有一段時間沒來了。」
小百合：「一段時間？大約多久呢？」
病人：「兩、三個月了吧。」
小百合：「請問最近有出血嗎。」
病人：「偶爾有一點點，但非常少。」

聽到這裡，我慢慢有了答案……

小百合：「請問妳最近有性行為嗎？」
病人：「這幾天沒有，之前有。」
小百合：「妳覺得妳有沒有可能懷孕呢？」
病人：「如果真的能懷孕了就太好了！」
小百合：「為什麼這麼說？請問妳有小孩嗎？」
病人：「沒有。我和我先生嘗試很多次了，可是一直沒有成功。」
小百合：「嘗試很多年了嗎？」
病人：「是啊，醫師說我的體質不易受孕，好像是因為之前得過盆腔炎的緣故。」

仔細問完診，主治醫師立刻把我拉到一旁。

主治醫師：「剛剛尿液檢查報告出爐，她懷孕了。」

小百合：「真的啊……」

主治醫師：「你覺得她是得什麼病？」

小百合：「她有盆腔炎的病史，而且又只有右邊肚子痛，我擔心是子宮外孕。」

主治醫師：「我也這麼想。我已經安排腹部超音波了，β-HCG（懷孕指數）結果還要再等一下。」

學長做超音波的時候，我一直默默祈禱，希望會在子宮內看到小 baby。可是，不管學長怎麼來回掃描，子宮內空空如也，反倒是在卵巢管裡看到了不該看到的，典型的「Ring of fire」跡象。

換句話說，我幾乎可以肯定這就是子宮外孕。

子宮外孕是一種產科疾病，白話來說就是「胚胎著床在子宮以外的地方」，像是卵巢、腹腔、輸卵管等。胚胎著床在這些地方是非常危險的，除了無法正常成長以外，同時還有可能造成媽媽身體的病變，其中最讓醫師擔心的是可能造成致命的大量出血。也因如此，產科醫師看到子宮外孕的病人都會積極處理，避免憾事發生。

＊　＊　＊

我跟學長一起走進診間。

學長：「妳的尿液報告結果顯示妳懷孕了。」
病人：「真的嗎？太好了！」
學長：「可是我們不確定這是不是正常的受孕。」
病人：「這是什麼意思？」
學長：「我用超音波在妳右邊的卵巢管找到了一個包囊，有可能是黃體囊腫，也有可能是子宮外孕，目前沒有辦法完全肯定。」
病人：「……」
學長：「不過由於妳子宮內沒有妊娠囊或胚胎，加上妳過去的病史，目前我們認為子宮外孕的機率很高。」
病人：「……」

學長：「妳的懷孕指數是 1400，通常我們要到 1500 以上才會完全看到胎兒。建議妳兩天後回診，如果懷孕指數到達兩倍左右的話，正常懷孕的機率會比較高；如果指數跟今天差不多的話，就比較有可能是子宮外孕。」

病人：「……」

學長：「可是由於妳現在有強烈腹痛，血壓也有點不穩定，我擔心病情可能會有變化，建議辦理住院手續。如果確診為子宮外孕的話，趁現在接受手術治療是最好的方式。」

病人：「你覺得是子宮外孕的機率有多大？」

學長：「老實說，95％以上。」

病人：「這個 baby 得來不易，我不要動手術。」

學長：「小姐，妳要知道子宮外孕是很嚴重的病。如果輸卵管破裂的話，會有生命危險。」

病人：「我不要動手術。」

學長：「腹腔鏡或是藥物治療也是治療方式之一。」

病人：「我都不要！我覺得這不是子宮外孕。」

學長：「妳聽我說，種種跡象都顯示……」話說到一半，病人突然打斷他的話。

病人：「你懂什麼？今天懷孕的是我，不是你；今天面臨危險的也是我，不是你。不要以為你多念了點書就可以對我說長道短，我願意用我的命來賭這5%的機率，賭這baby會在我的肚子裡正常長大。」

之後不管主治醫師如何苦勸、學長和我如何解釋，病人始終不願意辦理住院手續，她簽了自願出院文件後，一個人走出急診室。

＊　＊　＊

小百合：「學長，你覺得兩天後，她的懷孕指數會double嗎？」

學長：「……希望會。你知道嗎，很多時候，我多麼希望自己是錯的。」

Baby Friday

星期五，是我們醫院為未成年少女墮胎的特定日子，也是學長口中的「Baby Friday」。這一天，醫院全部的手術室會排滿了刀，婦產科醫師會忙碌地進行流產手術，取出一個個胎兒。在病理科值班的我，則是在晚上接收一桶桶的妊娠物。

一般而言，來我們醫院接受墮胎手術有三種情況：第一種是母親因疾病或家庭因素不宜妊娠；第二種是小孩有嚴重先天缺陷、疾病。以上這兩種情形，醫師會視情況建議引產，墮胎時間沒有特別限制，也沒有嚴格的法律問題。胎兒取出後會直接做醫學解剖，之後禮儀師會取回胎兒遺體讓家人安葬，baby 走得有尊嚴。

這篇要說的是第三種情況，也就是避孕失敗，要求終止妊娠的小女生們。這些孕婦大多是偷嘗禁果的小媽媽，平均年齡大約在十五、十六歲。提早發現的話，醫師可以在懷孕十週內進行人工流產，超過十週的話則需進行子宮刮除術。子宮刮除術就是將胎兒夾碎後，分次取出，用刮匙清理剩下的軀體。這些胎兒會被送到標本室，泡在福馬林兩個星期，再由醫院丟棄。

就醫院的觀點來看，這些胎兒被視為「醫學標本」，因為他們還不到二十週大，就法律來看他們並不算生命。他們往往沒有任何異常，所以也沒有必要進行醫學解剖。而既然是「標本」，醫院當然沒有必要花錢安葬他們。這些胎兒沒有家人呵護，也沒有葬禮儀式，只有破碎的身體和殘缺不齊的心。每個星期五，除了我以外，彷彿這世上沒有人知道他們曾經存在過，小 baby 們就這樣靜靜地「經過」人間。

很現實，也很無奈。

我知道，對於那些小媽媽來說，來醫院墮胎是一輩子的痛，也是永遠不願想起的回憶。我懂，因為每個星期五，我都能夠感同身受。

即使如此，每個 Baby Friday，面對那一桶桶的破碎殘缺，我還是會默默在心裡想著：「我好希望能有那麼一天，我是在新生兒產房看到你；我好希望能有那麼一天，你的小爸爸、小媽媽能做好完整的避孕準備；能有那麼一天，我不會看到你支離破碎的身體，也不用費心把你拼回原狀；我好希望能有那麼一天……」

小情侶們，或許你們看不到我所經歷的每個星期五夜晚，不過我希望你們能跟我一起努力避免這類情況一再發生。因為如果有一天，醫院沒有了Baby Friday……

那該會有多好。

原來我不是FOB

「FOB」是美國人對外地人或新移民的戲稱，全名是「Fresh off the boat」，也就是「才剛下船」的意思，這字眼帶點貶義，所以一般人不太會這樣說。不過，比較熟的死黨就很有可能會這樣糗你，尤其是當你英文文法說錯或是拼錯單字，又或是對美國文化一知半解的時候（對啦，我常幹這種蠢事）。

在婦產科實習時，聽到護理師開口詢問：「那個FOB在哪裡？他還在這裡嗎？」

老實說，當下聽到這字眼覺得有點驚訝，畢竟我才剛來婦產科實習不久，跟那位護理師不熟，被叫FOB難免有點不開心（我英文有那麼爛嗎！哼）。不過我是個有涵養的人，不願意沒事小題大作，而是默默走過去自首，告訴她我的名字，順便提醒她不要叫我FOB（雖然我是）。

「嗨，我在這。我的名字是小百合。」

「嗨！小百合，你有看到FOB嗎？」

瞎密？竟然這樣當面汙辱我？太過分了！

「聽好了，我或許是你眼中的FOB，可是我的名字是小百合！請叫我小百合，好嗎？」

護理師愣了一下，然後下一秒突然狂笑。

「我的天啊，我說的FOB是指嬰兒的爸爸（Father of the Baby）啦，哈哈這是我生平見到最笨的事情啊啊啊～」

我就這樣在產科護理室紅了，之後每個人都叫我FOB……

這是我的溫柔

「喂？是癌症腫瘤科嗎？這裡是急診科，我們有病患要轉診。」值班醫師在電話裡說著。

「沒問題，主訴是什麼？」我拿起紙筆開始筆記。

「病人三天前開始高燒，有嚴重腹痛和無法進食的症狀。」

「生命跡象呢？」

「除了體溫偏高以外，其他正常。」

「有癌症病史嗎？」

「有，小細胞肺癌（small cell lung cancer）。」

「知道了，我們馬上過來。」

這是我第二個月在癌症腫瘤科實習。比起一開始的生澀和不熟練，如今我已逐漸熟悉臨床醫學，學長交給我的工作也越來越多，尤其是最近幾天，學長更是把call機給我保管，訓練我獨當一面的能力。

「學長，我先去急診室看一下新病人喔！」

「好，做完理學檢查後跟我報告一下。」

「沒問題。」

跟學長打過招呼後，我走向急診室。我們醫院的住院病房跟急診室有一小段距離，步行約需十分鐘左右。對於行動不便的病人來說，要從急診室走到住院病房根本是天方夜譚。院方往往要請「transport」（移動人員）來幫忙傳送病人，無奈的是，transport的人力有限，往往要等上好長一段時間才會派人過來。於是我乾脆直接前往急診室面試病人，做完初步評估後找張輪椅把病人推去住院病房，因為這樣最具效率。

＊　＊　＊

「請問你是莫非先生嗎？我是醫學生小百合，我可以問你一些問題嗎？」

莫非先生是一位六十歲左右的中年人，看起來十分虛弱。他點了點頭，沒有說話。

「我爸爸身體不太舒服，我來替他回答好了。」一位三十歲左右的女人在一旁接話。

「妳爸爸多久沒有進食了？」

「快兩天了，從昨天開始吃什麼東西都會吐。」

「請問有拉肚子嗎？」

「沒有，完全沒有排便，一直喊肚子疼。」

「我們會為妳爸爸進行一些檢查，不過在那之前，我想問一下他的癌症病史。」

「我來回答就好。」女兒繼續接著說，「我爸在三年前發現呼吸不順，體重也不斷下滑。來醫院做檢查時發現肺部有陰影，於是做了肺部切片，不過可能是腫瘤不太明顯，第一次切片沒有發現任何異常。」

「嗯，然後呢？」

「幾個月後，我爸某天早上突然神智不清，送急診後發現左腦有嚴重腦水腫，還有腫瘤……開刀後恢復神智，不過腦部切片發現是小細胞肺癌的遠端轉移。」

「所以三年前肺癌就已經轉移到腦部了？」

「嗯。」

「妳爸真是不簡單……」我會這麼說是有原因的。小細胞肺癌是死亡率最高的癌症之一，尤其是有腦部轉移的擴散期（extensive stage disease）病人，他們平均壽命是八到十三個月，五年生存率不到5%。莫非先生能奮鬥到今天，實在令人佩服。

「我爸是個 Fighter，不是個 Quitter，他從小就這樣教導我們。」女兒的口氣帶有一絲驕傲。

「然後呢？」

「然後我爸開始接受化療，從第一線抗癌藥物用到第二線，之後也做了全腦放射線治療。」

「全腦放射線治療……我想是希望抑制腦部的腫瘤繼續擴散吧！」

「是啊，不過隔了一陣子，腦部又發現新的腫瘤，胸腔腫瘤又持續變大，所以我們動了胸腔放射手術，並且使用了第三線化療藥物。」

「效果如何？」

「不太好，副作用很大。我爸被迫停藥，幾個月後甲狀腺和小腦又找到新的腫瘤轉移，我們動了加馬刀（Gamma knife），然後開始用第四線抗癌化療。」

「用到第四線了啊……」

「嗯，可是胸腔腫瘤持續變大，我爸又開始咳血，於是上個月又做了放射線治療。」

「第二次放射線治療？你爸真的很不簡單，願意一直堅持下去。」

「是啊，我爸就是這樣的人。」

「他最近一次住院是什麼時候？」

「上星期。他開始嘔吐還有頭痛，醫師懷疑是腫瘤引起的腦水腫，於是緊急開刀。」

「等等，他上星期才剛開完刀？」

「是啊，開刀完後身體一直很虛弱，然後無法進食，沒辦法正常排便，所以今天我才帶他來急診室。」

「我懂了，謝謝妳。」我轉身看著莫非先生，「現在我想為你做一下理學檢查，可以嗎？」

莫非先生點了點頭，看起來非常疲憊。

* * *

影像科報告終於出來了。

跟我想的一樣，莫非先生的狀況非常糟糕。除了胸腔和腦部的腫瘤以外，我們在肝臟、腎上腺、骨頭等處都找到新的腫瘤，腹腔和腦部又出現了積水。由於莫非先生已經用到了第四線化療藥物，而且身體已產生抗藥性，目前臨床上沒有任何辦法可以控制病情，簡單來說，我們已經無計可施了。

跟學長仔細討論病情後，我們跟著主治醫師一同走進病房。

「莫非先生，你的病情惡化得非常嚴重，我們目前能做的相當有限……」主治醫師緩緩說出殘酷的事實。

莫非先生點了點頭，臉上沒有一絲驚訝的表情。

「未來幾天有可能會面臨緊急狀況，我想先跟你確認一些關於急救的問題，如果你的心跳停止了，請問你希望我們為你施做CPR嗎？」

莫非先生搖了搖頭。

「如果你呼吸衰竭，你希望我們為你插管嗎？」

莫非先生又搖了搖頭。

「我這裡有一份DNR，如果沒有問題的話，請你簽個名。」

正當主治醫師要把文件拿給莫非先生時，莫非先生的女兒衝了上來把文件搶了過去。

「爸，你不可以就這樣放棄啊！」她大聲叫著，「你知道我們失去你會有多難過嗎？」

莫非先生看起來很難過，沒有開口。

「我爸是不會簽DNR的，」女兒做了結論，「你們不可以這樣對我爸，你們到底是不是醫師啊?!」

「小姐，妳爸爸的病情真的很嚴重……」學長話還沒說完就被打斷。

「不要再說了！爸，你說啊，你快跟他們說你不會簽DNR。」

莫非先生嘆了口氣，表情苦澀地看著主治醫師說：「我不願意簽DNR，我希望你們為我做急救……」

為什麼要救我？

我被派往學校的附屬醫院。學校為了讓醫學生能有完整的訓練，醫學生每隔幾個月就會被派到社區醫院實習，藉此接觸各式各樣的病人。否則老是待在醫學中心，每天接觸一堆罕見疾病，久而久之反而變得不會診療一般疾病。

老實說，我對這間附屬醫院的第一印象不太好，設備老舊，樓梯間有尿騷味，醫院周遭聚集著邊緣人，有些還會在大白天吸食毒品。不過這間醫院的醫師也相對硬派，處理事情乾淨俐落，絕不拖泥帶水，碰到態度不好的病人也不會退縮，反而還會直接開罵。像這樣的醫院，卻有著頂尖的急救技術。我們私底下常戲稱這間醫院為「正牌」的急救中心，畢竟它設在治安不好的地帶，每年看到重大傷患的病人數量遠遠超過校本部。

「Buddy」就是我在附屬醫院遇到的病人。

報到第一天，學長丟給我一份厚厚的表單，上面寫滿了待查房的重症病人。名單上的每個名字都有一小段「重點摘要」，主要是記錄病情、住院原因還有復原進度等，我的工作就是每天更新這份「重點摘要」，然後幫學長一起進行理學檢查、換藥、抽血等雜事。

仔細一讀，其中一位病人的摘要竟然長達兩頁多，「學長，這位病人的病情這麼複雜啊？」看到密密麻麻的記錄，我不禁皺起眉頭發問。

「喔，你是說 Buddy 啊？他是我們醫院的紅人，已經住院兩個多月了。」

「兩個多月？聽起來很嚴重耶！」

「當然嚴重，全身皮膚有 60％ 燙傷、20％ 壞死，只剩下不到 20％ 的完整肌膚，你說嚴不嚴重？」

「他是怎麼受傷的？」

「公寓大火，整間大樓都垮了，前幾天新聞還在報導。」

「喔喔，我有印象了，聽說有一名小孩全家都過世了對不對？」

「沒錯，Buddy 就是那個小孩。你知道嗎？他剛被送來的時候，下半身幾乎被擠壓得不成人形。」

「好慘……」

「皮膚也全爛了，就像軟掉的橘子皮一樣，一碰就掉……」學長用手比了比，看到我嚇壞的表情後才打住，不再描述細節，接著又說：「後來他大量內出血，本來以為完蛋了，沒想到主治醫師硬是把他給救回來，憑良心講，他現在還能活著簡直是奇蹟。」

「Buddy 有其他親人嗎？」

「好像有一個阿姨，不過不常出現。」

「唉，學長，有沒有什麼是我們可以為他做的？」

「有，」學長突然變得嚴肅，「努力給他活下去的動力。」

* * *

燙傷加護病房是專門處理燒傷、燙傷病患的診間，這裡的護理師和醫護人員都要受過特別訓練，進診間前也要穿上隔離衣，避免感染。

Buddy 是個非常瘦弱的小男孩，看起來比實際年齡還小，全身上下裹著厚厚的繃帶，只有左臉和右小腿的肌膚還算完整。

「我是小百合，是這個月負責照顧你的醫學生。」

Buddy 看了我一眼，點點頭，沒有表情。

「護理師說你最近都沒有進食，這樣對你的腸胃不好。」

「……」

「你有沒有什麼想吃的食物？」

「沒有。」

「身體有沒有哪裡不舒服？」

「沒有。」

「晚一點復健師會來幫助你走動，可以嗎？」

「嗯。」

「我想找一位精神科醫師跟你聊聊，好嗎？」

「嗯。」

「好，那有任何問題可以隨時找我，晚點見。」

Buddy 點點頭，然後閉上眼睛。

其實，我不知道他是不是天性沉默，不過我明白，如果是我遭受這種打擊，也會像他一樣沉默的。

＊ ＊ ＊

這幾天晚上 Buddy 的體溫突然升高。一般來說，燒傷患者最怕發燒，因為發燒就可能代表細菌感染，細菌感染就可能造成敗血症，一旦引發敗血症就有可能導致多重器官衰竭，然後不論是誰，只要演變為多重器官衰竭，通常只有一個結局……（註：敗血症是醫院常見的死亡原因。）

Buddy 身上幾乎沒有完整的皮膚，這將大幅增加病菌感染的機會。再說，他身上插著一堆大大小小的管子，醫院的細菌又極為兇狠，如果細菌跑到管子的話，就有可能直通心臟。

我們非常擔心 Buddy 的病情，所以學長跟我決定下班前去查房，一定要找出發燒的原因。不過，Buddy 的發燒有點奇怪，因為只會發生在晚上，而且幾乎都在凌晨一點左右。

夜晚的醫院非常安靜。我們走到 Buddy 病房，發現裡面燈是亮著的，十一點了，他竟然還沒睡。

「身體有沒有不舒服？」學長開始問診。

「沒有。」

「有沒有想吐？發高燒？打冷顫？」

「沒有。」

「有沒有咳嗽？拉肚子？血尿？」

「沒有。」

「有沒有呼吸困難？胸悶？頭痛？」

「沒有。」

說實話，Buddy看起來挺正常的。他的血壓正常、心跳平穩，體溫也在正常範圍內，我們做了詳細的檢查，可是卻看不出任何有可能感染的跡象。

正當我們納悶的時候……

一名WCT（Wound Care Technician，處理傷口的醫護人員）走了進來。「哇，你們這麼晚來看Buddy啊？」WCT帶著一大盒箱子，熟練地拿出許多繃帶。

「等等，你現在是來幫他換繃帶？」

「是啊。」
「怎麼這麼晚？」
「病人特別要求的。」

我腦中突然閃過教授之前的上課內容。

「你昨天晚上也是這個時候換繃帶嗎？」
「是啊。」

我和學長交換了一個眼神，我想我們找到 Buddy 發燒的原因了。

WCT 把 Buddy 的上衣褪下，然後慢慢地撕開繃帶，露出血淋淋的傷口。WCT 的動作非常輕，非常慢，也非常溫柔，不過這些似乎無法減輕 Buddy 承受的痛楚。Buddy 咬緊牙關，拼命不讓自己發出聲音，一個人忍著劇痛，在床上抖動著。

我和學長就這樣看著 Buddy 痛了兩個小時，整整兩個小時。

學長走到 Buddy 面前，握著他的手說：「你可以叫出來，沒有必要忍。」

「……」

「叫出來會好些。」

「……」

「你真的沒必要忍，想叫就叫吧，這裡沒有人會笑你的。」

Buddy 突然抬起頭看了學長一眼，冷不防地問：「我只是不明白，我究竟做錯了什麼，你們為什麼要救我？」

學長一時之間愣住了，久久不知該如何回應。

我這時量了 Buddy 的體溫，果然提高了，教授說的沒錯，身體的劇烈疼痛是有可能造成體溫提升的。

走出房門後，我忍不住開口詢問：「我們不能給強一點的止痛藥嗎？」

「已經到最高劑量了。」

「要不乾脆做全身麻醉算了。」

「不行，全身麻醉的危險性太高，麻醉科不可能答應。」

「每天都要換繃帶嗎？」
「嗯，每天都要……」
我突然發現學長的眼眶一下子變得濕潤。

* * *

四個月後，Buddy 終於可以出院了。醫院的大家幫他舉辦了一場歡送會，買了蛋糕，還弄了一堆氣球，每個人的臉上都堆滿了笑容，除了 Buddy 以外。他一個人靜靜地坐在輪椅上，表情平靜，好像這世上再也沒有能令他快樂的事情了。

「恭喜你要出院了！」
「嗯。」
「出院後要好好復健，這樣才會比較快好。」
「嗯。」
「有沒有什麼問題呢？」
「……沒有。」

學長這時突然開口：「Buddy 你很勇敢，也很努力。我知道你很辛苦，你要答應我，要堅強，要勇敢，要為大家好好活下去。」

Buddy 點了點頭，沒有回話。

望著 Buddy 離去的身影，我突然覺得自己很無能。「學長，我們就算能讓 Buddy 的傷口復原，讓他順利出院，可是我們沒有辦法撫平他心理的傷痕。」

學長嘆了口氣，說：「我也常常在想，救他回來究竟是在幫他……還是害了他。」

手術房的ABC

主治醫師剛開完一台大刀，帥氣地離開手術室，留下學長負責縫合。可能是因為學長求好心切，所以縫合的速度稍微慢了些。麻醉科醫師為了控制時間，所以問了學長大概還要多久。

學長聽到後有點小小不爽，突然轉身問我。

「小百合，你知道什麼是ABC嗎？」

「ABC？知道啊！

Airway（保持氣道通暢），

Breathing（呼吸），

Circulation（血液循環）。

是基礎急救步驟的口訣。」

「那你有聽過麻醉科的ABC嗎？」

「麻醉科的ABC？不是都一樣嗎？」

「不一樣，麻醉科的ＡＢＣ是

Airway（保持氣道通暢），

Book（書），

Chair（椅子）。

因為在手術中，除了 airway 以外，他們就只會坐著看書。」

麻醉科醫師聽到後，立刻爆氣。

「喂，那邊那個學生，你聽過外科的ＡＢＣ嗎？」

「呃…………我沒聽過」

「我教你。

Always（永遠），

Be（負責），

Closing（縫合）。

像你學長這種咖，只能在 case 結束後乖乖縫合，其他啥都不能做，懂了吧！」

我的天啊，大家的反應都超級快啊！
我當時好像也有自己的ＡＢＣ，
Almost（差點），
Been（被），
Chewed（吃掉了）。

等等，仔細想想，應該是

Always（總是），
Be（在），
Crying（哭泣中）。

學長，不要～

最近在外科實習跟到了一位學長，長得頗帥，而且眼睛超電，雖然我是男生，不過有時還是會不小心被他電到，害得我跟刀時都不敢直視他的眼睛。

有次在開刀房，學長是第一助手，我是第二助手。我穿著無菌衣，站在學長左邊拉鉤。開刀開到一半，學長突然放下手上的刀，雙眼直視著我，不發一語。

學長：「……」

被學長這樣盯著，我不禁臉紅心跳，緊張不安。「怎麼了？」

學長：「不要動。」

「啥？」

學長：「不要動。」

話才說完，學長整個人就靠了過來，把頭深深地埋在我肩膀上……

我愣了一下，不知道該做什麼反應，腦中一片空白。

學長靠了約五秒後，突然激烈地在我肩上磨蹭……

他不斷搖晃，還發出一些低沉的喘氣聲……

雖然應該只有短短幾秒，不過我覺得好像過了幾個小時。

雖然很對不起學長，可是我實在沒辦法接受這樣子的關係……

正當我決定鼓起勇氣，跟學長說清楚講明白時，學長開口了……

「X，好爽！！！開刀時就是要這樣抓癢才爽啦！！！！」

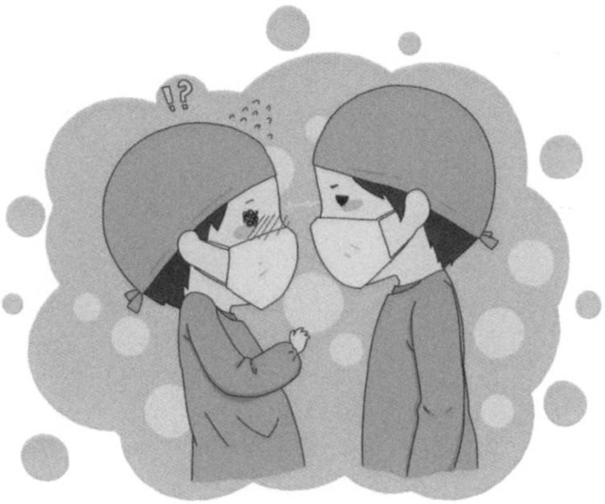

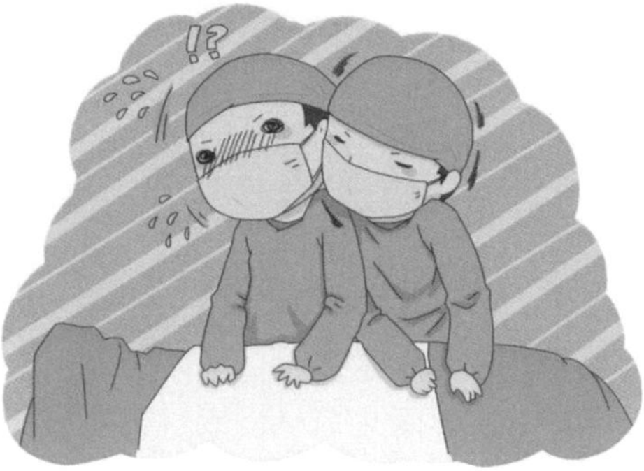

開刀房裡
最重要的人

讀醫學系前，我對外科懷有不少憧憬。仔細想想，當年之所以決定考醫科，很大一部分是因為高中時看了不少熱血醫療劇（好像大家都是這樣），不管是怪醫黑傑克，口頭禪是「我不會失敗的」的大門未知子，或是動不動就跟病人說「我一定會救你的」的朝田龍太郎。對我而言，外科醫師就是神，是強者，是真正的醫師。不管希望多麼渺茫，他們總是有勇氣挑戰新手術，從死神手中搶回每一條寶貴生命。

晚上洗澡的時候，我常常會幻想自己是個霸氣十足的外科醫師（不好意思，本人偏好在洗澡時幻想）。我會站在洗手台前，做著標準的刷手動作，雙手彎曲，九十度舉在胸前，對著浴缸帥氣地喊著「手術開始」。

或許是想像得太過真實完整了，我開始深信自己總有一天會成為出色的外科醫師。

＊　＊　＊

第一次跟刀是在M2的暑假。那時院長不知道聽了誰的建議，破例開放讓M2學生去開刀房見習。（註：美國一年級和二年級的學生通常是在學校學習基本知識，三年級以後才有機會去醫院見習。）

畢竟機會難得，開放當天我是班上第一個報名的學生，順利搶到了泌尿外科的見習機會。拿了OR班表一看，發現主刀醫師是我們醫院的大老，是美國少數可以用「機械手臂」開刀的名醫，學生們私下稱他為T-bomb。

為什麼叫T-bomb呢？因為他的個性就像吃了炸藥一般，稍有不順心就會把人臭罵到崩潰。聽說去年有位學長跟完他的診後，就變得不太說話了，看了很長時間的心理醫師才慢慢恢復正常（真心不騙）。T-bomb對學生很兇，不過對病人很好，他最擅長的是「微創手術」，在不開胸、不剖腹的限制下，切除腎臟腫瘤，讓病人在二十四小時內就能順利出院。

二十四小時耶！

你知道這是多麼誇張的數字嗎？別人開相同的刀都至少要住院一個星期，他老兄開的病人二十四小時就可以下床走動。

你說他強不強！

也因如此，他的病人非常多，要當上他的病人不光是要有錢而已，上輩子可能還得敲壞不少木魚，燒上不少好香，才有可能被他老人家劃上一刀。

＊　＊　＊

「威廉，明天我要去開刀房見習，有沒有什麼要注意的地方？」威廉是大我一屆的學長，是土生土長的美國南方白人，他的個性平易近人，偶爾會亂開個玩笑，說話帶有濃濃的南方口音。

「你明天要跟誰的刀？」

「T-bomb。」

「什麼手術？」

「局部腎臟切除術。」

「嗯……第一次跟刀就碰上 T-bomb……」

「……怎樣？」

「良心建議，病人的病史一定要熟讀。T-bomb 會隨機抽問病歷問題，如果答不出來會死得很慘。」

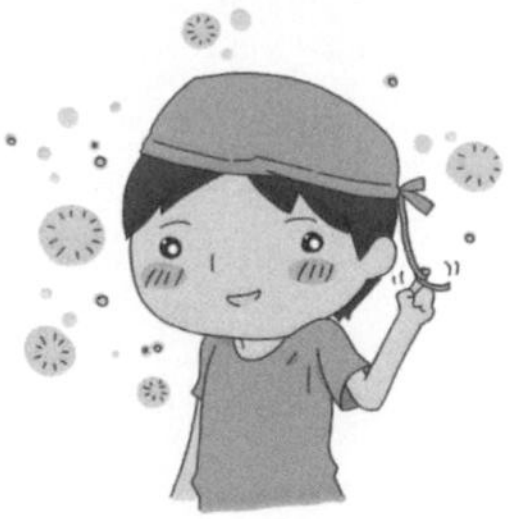

「這麼嚴重啊……」

「無菌控管一定要做好，帽子、口罩、鞋套要戴……」

「這些我知道，你當我沒念過書嗎？」

「千萬不要掉以輕心，即使不在手術台上，也要提高警覺。平時看起來 **no problem** 的小錯誤，一不小心也有可能造成不可逆的結果。」

「這麼恐怖啊……」

「切記，千萬不要碰任何東西，尤其不能碰綠色或藍色的布，無菌區一旦被感染就麻煩大了，不要太有自信……」威廉露出詭異的微笑。

* * *

早上七點整的手術，我五點就到了。

進開刀房前還刻意檢查了衣著，確定服裝合格後，才敢踏進房間。或許是因為太早來了，開刀房裡一個人也沒有。本來想找張椅子坐下，不過開刀房沒有椅子（也對啦，外科醫師好像都是站著開刀），我只好站在角落發呆，默默等候醫護人員出現。

六點左右，一位看起來很資深的學姊走了進來。

「妳好，我是醫學生小百合。」我趕緊上前打招呼，做個自我介紹。

「唉……醫學生啊……」學姊瞄了我一眼，「第一次來開刀房嗎？」

「是啊！」（啊啊，有這麼明顯嘛？）

「很好。那個，學姊對你的要求不多，你只要不擋路、不亂碰東西、不碰無菌區，學姊就很滿意了。」

「學姊，妳放心，這些我一定做得到！」學姊，妳未免也太小看我了吧，好歹我也是個認真努力的乖寶寶好學生，不可能犯這種天兵等級的錯誤啦！

「是嗎？」學姊又瞄了我一眼，「請重複一次我剛剛說的話。」

「妳要我不擋路，不亂碰東西，不碰無菌區。」

「很好，所以你該做什麼？」

「什麼做什麼？」

「唉，」學姊嘆了口氣，「可以請你不要站在這裡嗎？這裡空間有點小，我要 setup 器材。」

「啊啊啊，學姊對不起！」搞半天，原來學姊是在暗指我擋路啊！可惡，外科的人講話都這麼迂迴嗎？為什麼不直說！

我趕緊往旁邊一跳，整個人（呈現縮小狀）往空曠處躲去。接下來的時間我依然站在角落，看著學姊套上無菌外袍、戴上無菌手套，從無菌盒中拿出手術器具，專科護理師則是在旁邊拿出一張張藍色的無菌毛巾，同時清點醫療器材。

沒過多久，麻醉師也走了進來，他拿出大大小小的藥瓶，用不同顏色的貼紙標明藥品，然後用針頭取出要用的劑量。在這段時間裡，他們各自忙著手術相關的準備，沒有打擾彼此，也沒有多做交談，大家專心一致地做好份內的工作。

而我只是在一旁呆呆站著，謹記「不要擋路」這四字箴言。

「學弟，你剛剛做得很好，完全沒有擋路。」學姊慢慢地朝我走來，手上拿著一個大號的透明塑膠袋。

面對這種反諷式的讚美，我不知道該說些什麼，只好回她一個尷尬的微笑。

「有問題現在可以問，等一下 T-bomb 來了就不能問了。」

「咦？T-bomb 不讓學生問問題嗎？」

「也不能這麼說，他只是不喜歡被打擾而已。」等等，這不就是不讓人問問題嗎！

「這台刀很困難嗎？」

「從簡單到困難來衡量的話，等級大概是爆難。」

「學姊，妳是第一助手嗎？」

「我是第二助手，大部分時間只是負責拿鏡頭還有拉鉤，第一助手是另一個學姊。」

「學姊，我知道我很菜，可是有沒有什麼是我可以做的？一直這樣閒閒站著，我覺得有點不好意思。」

「這個嘛……『開刀』這種事情是急不得的，沒有一定年資是沒辦法上手術台的喔！」

「啊，我不是這個意思，我是說我可以幫忙清理之類的工作。」

「學弟，你這麼有心，學姊真的很感動，」學姊拿起手中的透明塑膠袋，「不過，在你學會做好無菌控管之前，還是先不要好了。」

「咦？我碰到東西了嗎?!」

「你現在站的地方是控制機械手臂的無菌區。」

「啊？啊！」

「機械手臂的無菌區，是不能有人站在前面的。」

「！！！！」

「沒關係，學姊不會責怪你，換一個無菌套就好了。」

「對……對不起……」我看著學姊手中的套子。
「這個東西……很貴嗎？」
「五百美金左右。」
「……」
「別放在心上，就像我剛剛說的，我對你的要求不多，只要不擋路、不亂碰東西、不感染無菌區，這樣就可以了。」
看來，當上外科醫師之前，我得先脫離「白目醫學生」這個階段。

＊　＊　＊

「**F**K**，現在都幾點了，妳還拖拖拉拉的在幹什麼啊？」中年醫師一進開刀房就破口大罵，「我不是要妳六點半 call 我嗎？現在都七點了，妳還在這摸魚！」
「老師，我已經準備好了，病人隨時可以進來麻醉。」
「去你的，我不是要妳現在好，我是要妳半小時前就準備好。這點小事都辦不到！」中年醫師怒氣不息，「今天妳休想上刀了。」
「是的，老師。」資深學姊口氣鎮定，絲毫不受影響。

「我要的東西都準備好了吧？」

「是，2-0 vicryl，3-0 chromic，5-0 vicryl。」

「機械手臂呢？」

「已熱機完成，無菌套也安裝完畢。」

「嗯。」中年醫師點了點頭，「麻醉科那裡準備得怎麼樣？」

「二十分鐘前就準備好了。」

「很好……」中年醫師眼光突然掃向我，「你是誰？」

「我是今天來開刀房見習的醫學生，我叫……」（話還沒說完就被打斷）

「幾年級？」

「二年級。」

「給你一分鐘，向我報告病人的病史。」他指著手術室裡的時鐘，「答不出來就給我出去，還有五十秒。」

還好前一天威廉有特別交代，我趕緊背出病歷。

「病人今年五十五歲，有高血壓和糖尿病的病史。上個月因為血尿的關係住院，急診醫師做超音波的時候發現右腎有兩公分的腫瘤，CT和MRI懷疑是惡性腫瘤……」

「你知道我們今天要做什麼手術嗎？」

「局部腎臟切除術。」

「為什麼要做局部切除術？幹嘛不全部摘掉算了？」

「腫瘤影響的範圍沒有很大，加上考慮到病人的年紀和病史，未來腎功能有可能繼續惡化，局部切除術對身體的負擔應該比較小，也可以保留多一點腎功能。」

「很好，你之前有來過開刀房嗎？」

「沒有。」

「OK，及格了，你今天跟在我身邊，不准亂走。」

他說完之後就坐在機械手臂的操作位，我那時才反應過來，原來眼前這位霸氣十足的仁兄，就是傳說中的 T-bomb。

＊　＊　＊

「我問你，你覺得開刀房裡最重要的人是誰？」T-bomb 在上刀前突然問我。

「當然是你啦！」我不是在拍馬屁，開刀房裡最重要的人當然是主刀醫師，執刀技術的好壞對病人的治癒率會產生最直接的影響。

「錯！」

「什麼！不是主刀醫師嗎？那是……麻醉醫師？」
「也不是！」
「護理師？住院醫師？實習醫生？」
「都不是！」
「總不可能是醫學生吧！哈哈哈哈～」

T-bomb 兇狠地瞪了我一眼，我趕緊收起笑容。

「教授，我不知道。」
「如果你連這個都答不出來的話，你今天就沒資格站在這裡。」
「教授，請你給我一點時間，我仔細想想。」
「很好，手術結束後我會再問你一次。」

＊　＊　＊

由於腫瘤長在不易處理的位置，T-bomb 決定讓病人用側躺的方式接受手術。麻醉醫師為病人施做全身麻醉後，學姊在病人身後劃出幾處小於一公分的開口，插入各種對應的管子。每個管子都有不同的功能，有些是機械手臂的接口，有些是

3D鏡頭的接口，也有些是吸引器的接口。

放到一半時，T-bomb 又開罵了。

「搞什麼啊？放個管子也要這麼久，妳到底知不知道妳在幹嘛？」

「……」

「快一點快一點，妳當住院醫師都第幾年了，連這點小事都做不好，一定要惹我生氣就是了？」

「……」

「X的，這樣下去我遲早會被妳氣死！」

「……」不管 T-bomb 如何吼罵，學姊依然不為所動，只是專心地進行自己的工作。

好不容易一切就緒，T-bomb 終於開始操作機械手臂，在病人身體劃下第一刀。這畫面有點超現實，因為病人躺在手術室正中央，可是 T-bomb 卻坐在手術室的角落。主刀醫師跟病人之間隔了好幾公尺的距離，不管怎麼想，都像是電影情節。手術室裡有很多電視螢幕，站在房間的任何位置都可以清楚看到手術過程。T-bomb 真不愧是傳說中的名醫，操作機械手臂的動作非常流暢迅速，沒有絲毫遲疑。

整間開刀房都沒有人說話，除了 T-bomb 以外，因為他從開始手術後就沒有停止吼罵。

「懂就懂，不懂就不懂，妳到底知不知道？」「妳的切口在哪裡？給我說清楚，妳的切口在哪裡？」「妳過去幾年到底學了什麼？」「有沒有心想當醫師？」

憑良心講，我早聽說 T-bomb 在開刀房裡非常恐怖，可是沒想到他「這麼」恐怖。

學姊是第二助手，理論上來說已經非常資深了，不過 T-bomb 完全不留情面，任何一點點的不完美，T-bomb 都會把她罵到臭頭。還好，學姊的心理素質超強（還是被罵習慣了？），面對 T-bomb 的辱罵，她照單全收，除了一句「謝謝老師」以外，沒有第二句話。T-bomb 雖然對學姊超級兇狠，不過對學生還算友善，在手術空檔時還會向我講解，「這個是腎臟、這個是大腸、這個是十二指腸、這個是血管……」

機械手臂標榜的是「微創」，所以病人身上的「開口」非常小，也因如此，無形中增加了手術的困難度。連要做個簡單縫線，都要經過十分複雜的過程：一、縫線由護理師交給學姊。二、學姊用特製的夾子固定縫線。三、學姊通過管子把縫線放入病人體內。四、學姊在病人體內把縫線遞給 T-bomb 操作的機械手臂。

看著這種高難度的手術，我不禁心想：要成為像 T-bomb 這樣優秀的醫師，不知道要苦練多少個小時，付出多少心血，才可以達到這境界。

「看到了嗎，這就是腫瘤。」**T-bomb** 用手指著螢幕，「我現在要用超音波來掃描腫瘤的大小與深度。」

「腫瘤看起來好像比之前預估的大一點。」我比對了一下之前的影像。

「沒有錯，所以這一步非常重要，不知道腫瘤大小的話，手術是不可能做好的。我問你，下一步該怎麼做？」

「應該要……切除腫瘤？」

「沒錯，這裡是最關鍵的地方，我接下來要在『限血』的狀態下進行手術。」

「老師，請問這是什麼意思？」

「白話一點就是要暫時阻斷腎動脈的供血，讓腎臟進入缺血狀態，這樣切除腫瘤時才不會大量出血。」

「可是，如果停止腎臟供血，腎臟不會缺血嗎？」

「會，所以手術時間不能拖太長，文獻建議『切除腫瘤到縫合完畢』最好要在二十分鐘內完成。」

「二十分鐘啊……」

T-bomb 指了指計時器，「我們就是要跟時間賽跑。我要在最短的時間內切除腫瘤，完成手術。如果一切順利的話，保留下來的腎臟組織應該不會受到任何損傷；如果超過預定時間的話，腎臟有可能會完全壞死。」

「壞死的話怎麼辦？」

「如果另一顆腎臟狀況也不佳的話，就只能終生洗腎了。」

「……」

T-bomb 這時站起來，扭了扭脖子，凹了凹手。「現在時間是八點整，計時開始。」

手術室的氣氛跟之前完全不一樣，整間開刀房只有 T-bomb 和學姊在動手，其他的護理師、麻醉師還有技師都在一旁靜靜地看著電視螢幕。

「經過五分鐘，還剩十五分鐘。」護理師對大家報時。

T-bomb 這時已經切除腫瘤，正在仔細檢查標本，確定完全切除才開始縫合。

或許是因為要跟時間賽跑的緣故，T-bomb 用著快到誇張的速度縫合。我沒操作過機械手臂，所以我不清楚「快速縫合」有多麼困難，不過 T-bomb 縫合的速度比我「綁鞋帶」還快。我想，光憑這一點，就足以令我佩服得五體投地。

「還有十分鐘。」護理師做了第二次報時。

> 眼前病人的健康
> 是我們的唯一目標。

T-bomb 看起來已經完成大部分手術，應該沒有什麼問題了。

「啊！」護理師這時突然叫了出來。

原本應該沉睡的病人，不知道為什麼，整個人在手術台上稍稍扭動。大家都慌了，學姊下意識地按住病人，護理師按著雙腳，麻醉師則是忙著抓緊氧氣插管。

「大家不要慌。」T-bomb 沉穩的聲音從後方傳來，「麻醉師，請你繼續為病人做全身麻醉。護理師，請你維持病人呼吸道暢通，需要 back up 跟我說。」

過了一陣子，病人狀況回穩，學姊也放開了病人。

T-bomb 看了看時間，下達指示。「現在是八點十六分，還剩下四分鐘。剛剛縫合的過程出了點問題，傷口又開始流血，所以最後的幾個步驟我想重做。」他頓了一下，接著說：「我們是最優秀的團隊，有最棒的麻醉師、護理師和住院醫師，我認為四分鐘的時間非常足夠。希望大家可以協助我完成手術，讓這位病人保留腎功能，順利出院。請別忘記，眼前病人的健康是我們的唯一目標。好，大家專心，把握時間，開始！」

「十九分三十五秒，縫合完成，腎臟恢復血液流通。」T-bomb 冷靜地宣告。

蒼白的腎臟這時慢慢變紅，縫合的傷口沒有任何出血症狀，在場的醫護人員這時都露出「如釋重負」的表情，就連 T-bomb 也呼了一口氣。

* * *

「不滿意，但勉強還可接受。」他對著我笑了笑。

「老師，我想我知道答案了！」

「什麼？」

「你之前問我的，開刀房裡最重要的人是誰？」

「是誰？」

「是病人。開刀房裡最重要的人是病人。不管醫師多麼出色，護理師多麼優秀，如果病人沒有復原的話，一切都是空談……」

「很好，正確答案。」T-bomb 脫下眼鏡，「我說你啊，有沒有興趣來外科發展？」

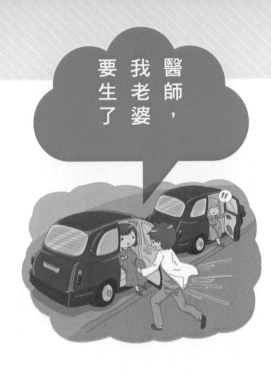

醫師，我老婆要生了

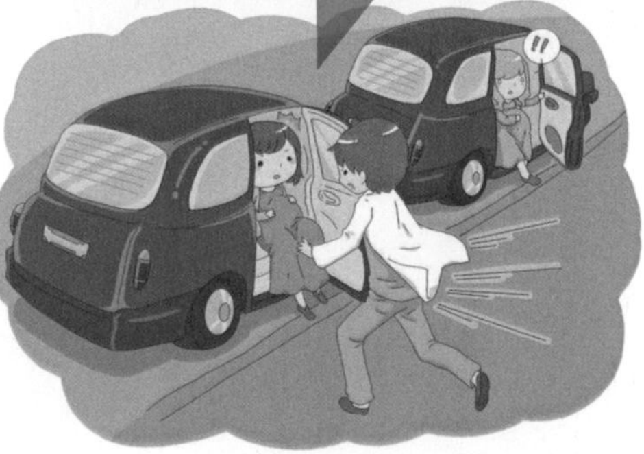

醫院大門突然衝進一個神色緊張的男人。

「醫師！我老婆要生了！」

「在哪裡？」

「外面計程車！小孩的頭已經出來了！快啊醫師！」

學長一聽，二話不說直奔大門，以跑百米的速度衝到計程車前。

「我是醫師！大家不要亂動！」

學長打開車門，翻起病人長裙，迅速脫下病人內褲……

然後，學長就發現

他上錯車了……

他上錯車了……

他上錯車了……

孕婦在另一台車上。

病理科實習記

實習的時候我去病理科待了一個月。這其實是件很特別的事，因為醫學生通常不會去「病理科」這種冷門科系實習，而會選擇皮膚科、骨科、眼科等熱門專科。

大眾可能對「病理醫師」不太了解，常常會誤以為是醫檢師、化驗師或是研究人員，有些人還會把病理科醫師跟怪咖畫上等號，認為不會說話、溝通的人才會跑去讀病理。其實在醫院裡，病理科醫師往往被視為「醫師的老師」，碰到無法診斷的病例，病理醫師往往是做出最後診斷的強者，是最後一道防線。

他們做出的最後診斷，是不會有人質疑的。

黑色幽默你懂嗎～

來病理科實習的第一天，有點驚訝，因為我發現病理科竟然不是設在陰森的地下室，而是設在陽光充足的十四樓（大家總是認為病理科就應該設在陰森的地下室）。

負責帶我的住院醫師是一位眼睛小小、身體胖胖的亞裔美國人，她的英文說得非常好，說話方式又非常美派，大概是土生土長的美國香蕉（註：指的是在美國土生土長的亞裔，外表是「黃」的，可是內心是「白」的）。

「學弟，你怎麼會想來病理科見習？」

「因為對病理科有興趣啊！」

「哈哈哈，少來。你可以跟我說實話，哪有正常人會對病理科有興趣啊？老實說，你為什麼想來病理科見習？」

「……學姊，我真的是對病理科有興趣。」

「喔……」學姊仔細地打量我一下，「看不出來你也是個怪胎。好吧，那今天早上我負責外科病理 grossing，你慢慢學。」

Grossing 的中文翻譯是「標本處理」，顧名思義，就是要檢視大大小小的器官標本。我們醫院規定任何被外科醫師取下來的「器官」都要做病理檢查，常見的器官是「癌症標本」，像是肝臟（肝癌）、腸胃（胃癌、大腸癌）、乳房（乳癌）等；或是移植手術標本，像是心臟、肺等，偶爾也會看到被切除的手指、腳趾、甚至是一整條腿。

學姊看的標本多了，處理時幾乎沒有什麼反應。不過，對於第一次看到這麼多標本的我來說，心中的震撼是很難用言語形容的。

「小百合，你在發什麼呆啊？趕快來 Give me a hand!」

「喔！」

正當我捲起袖子，戴上手套，準備加入學姊一起 grossing 時，學姊在一旁笑彎了腰。

「我是說，請你『遞給我那隻手』的標本啦！哈哈哈，這個梗我埋了這麼久，今天總算是用到了。」

「……」

這種黑色幽默，或許是病理醫師的必備條件之一吧！

* * *

「小百合，你知道標本處理的第一步是什麼嗎？」

「嗯……是記錄外觀嗎？」

「Bingo！不過你只說對了一半，我們除了要描述外觀及拍照以外，還要量尺寸、秤重、清理縫合線跟金屬釘、染色，這些全部做完以後，才能把標本切開。」

「染色？」

「沒錯，不然我哪知道外科醫師的『手術切面』在哪裡。你看，現在我在這切面塗上染料，這樣測量腫瘤到切面的距離就方便多了，如果少了這個步驟，很容易會遺失珍貴的『手術切面』。小百合，如果我看到腫瘤在染料上，這代表什麼意思？」

「嗯，這就代表有腫瘤在外科醫師的切面上，也就是說，腫瘤還殘留在病人體內?!」

「沒錯，碰到這種情況，我們會直接通知外科醫師，請他們評估是否要為病人進行第二次手術！染色這步驟一定要格外仔細小心，如果染色時不小心塗錯了地方，或是遺失了切面，絕對會造成難以挽回的悲劇。」

學姊接著拿出一小瓶染料，仔細地在標本上塗色，不知情的人還以為是在進行某種藝術創作。

「再跟你強調一次，Grossing是一次性的，你一定要記得，標本一旦切了就沒辦法復原了。」

接著，學姊拿出刀柄，慢條斯理地裝上一片細長刀片，然後擺出電影《追殺比爾》（Kill Bill）女主角的招牌姿勢。

「切標本時要盡量切薄一點，小於0.5公分最為理想，如果切得太厚，比較小的病灶就有可能『藏』在裡面。嗯，這標本看起來很新鮮，下刀一定要快狠準，不能有絲毫猶豫……啊噠噠噠！」

刀光閃過，「唰！唰！唰！」，眼前新鮮的標本就被切成細細的薄片。

「哎呀，我不去當壽司師傅實在是可惜了。」學姊拿起細如紙片的標本，「學弟，怎麼樣，要不要來切切看？」

* * *

「學姊，為什麼標本室的窗戶都是鎖起來的啊？」跟著學姊grossing了一段時間，我開始懷念起外面的新鮮空氣。標本室裡福馬林的味道很重，搞得我每隔幾分鐘就忍不住想打噴嚏。

「不好意思，標本室的窗戶絕對不能打開。」

「為什麼？」

「前輩規定的，」學姊露出神祕的表情，「這裡很多年前曾發生過恐怖的……事件。」

「呃……難道……有……『好朋友』……在這裡……？」病理科配上鬼故事，令人不禁產生無盡想像。

「不要隨便腦補好嗎？我們醫院的病理醫師活得很開心，沒有人想不開啦！」

「那還能發生什麼事情？」

「很多年前有個學長在值班……」

「嗯……」

「那時候剛好碰到病理會議，所以醫院的其他病理醫師都不在，只有學長被留下來，一個人處理全部的標本……」

「嗯……」

「好死不死，前一天的OR開了很多大刀，所以那天他有非常多標本待處理，一個人從星期五晚上忙到星期六凌晨，處理了好多好多標本，有大腸標本、胃標本、肺標本、心臟標本、腎臟標本，還有很多胚胎標本……」

「嗯……」

「正當他在處理最後的乳癌標本時，電話響了！」

「電話？」

「是啊，電話。半夜打來的電話通常是急事，所以學長趕緊跑去標本室門口接電話，不過他人還沒踏出標本室時竟然看到了……」

「看到了什麼？」

「看到了他這一生看過最恐怖的畫面……」

「是什麼？」

「是海鷗！他看到了一隻海鷗！！！」

「海鷗？很恐怖嗎？」

「很～恐～怖！因為海鷗叼著學長剛剛正在處理的乳房標本！」

「……然後呢？」

「然後，海鷗就叼著胸部飛走了……」

「……」

「……」

「學姊，這麼唬爛的故事，妳覺得我會相信嗎？」

「學弟，我跟你說，在這間醫院裡，沒有什麼事是不可能發生的……」

學姊看著標本室旁邊的大水槽，「難不成上次有人不小心把大腸標本整個沖到水管裡，然後拆水管弄了一個晚上才挖出來，這件事也會是假的嗎？」

yo~yo~yo~ 我們是病理科

「學弟，這是這星期的值班表。」

「什麼！病理科假日也要值班？」

拿到值班表時，我著實嚇了一跳。內外婦兒這種大科週末要值班就算了，沒想到病理科也要值班，這會不會太沒有天理了？

「請問值班要做什麼？」

「其實也沒什麼，就是去手術室晃一晃，拿些標本回來處理一下而已，第一天值班我會帶你一起，不用擔心。」

「請問需要在醫院過夜嗎？」

「放心，一定會讓你睡飽的，這是病理科，又不是外科，不會有什麼緊急狀況的！」

學姊的話聽起來很誠懇，當時我就這麼傻傻地相信她了，沒想到，這竟是一連串噩夢的開始……

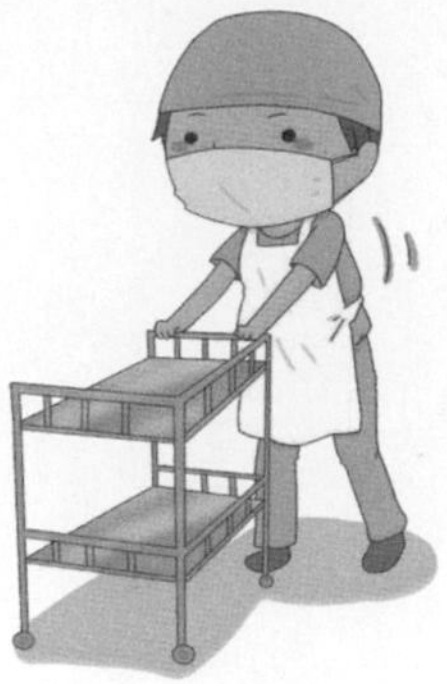

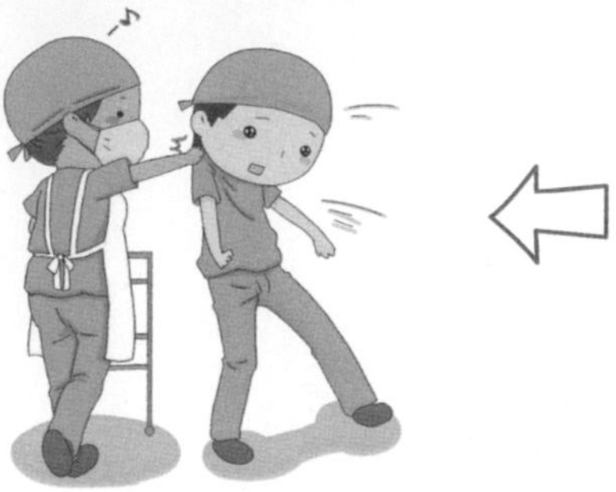

* * *

週末一大早，學姊跟我約在手術室外見面，她穿著隔離衣、圍著白色圍裙、戴著口罩、推著手推車，猛一看有點像是販售營養午餐的餐廳阿姨。

「學姊，妳這身打扮是……？」

「很可愛吧！」

「呃……嗯……這個……」

「就當你說yes了，走，去冰箱！」

等等，冰……冰箱？我們不是要去開刀房嗎？

「學姊，我以為我們要去開刀房耶……」

「是啊，不然你以為要去哪裡？」

「那妳剛剛為什麼說冰箱？」

「喔，這個嘛，我們要去的是開刀房的冰箱啦！」

「什麼意思？」

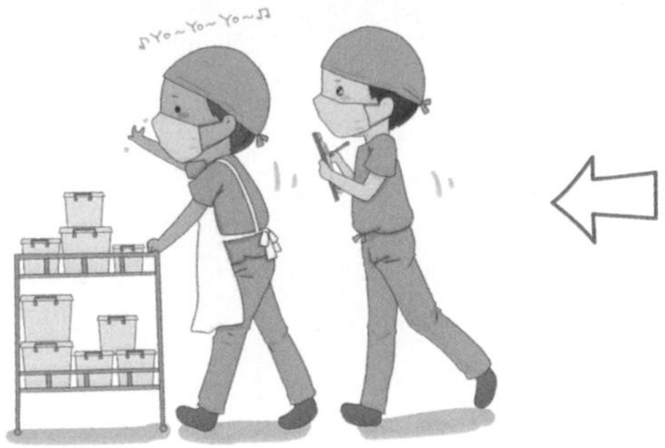

「你認為外科醫師切下來的標本要放在哪裡？」
「不是直接送病理科嗎？」
「那是一般工作日，不過今天是星期六，醫院沒辦法請人送標本給病理科，所以只好全部冰在冰箱，我們再自己過來拿。」

原來如此！看來醫院的冰箱不是用來冰食物的，以後還是不要亂開比較好。

就這樣，我們肩並肩推著小推車，花了大半天逛遍醫院各大開刀房……的冰箱。這本來應該是件輕鬆愜意的工作，不過學姊簽收時的「SOP」讓我有點小尷尬。基於某種不確定的原因，學姊從冰箱簽收標本時，非常堅持要用「rap」的方式進行。

「yo~yo~yo~我們是病理科呦~yo~yo~yo~現在是七點五十分呦~yo~yo~yo~我們推車來到了肝膽外科冰箱呦~yo~yo~yo~簽收一個肝呦~」
「……」
「學弟！你不跟著一起唱，氣氛很容易僵掉，來，舉起手跟著我一起唱

『我們簽收一個肝呦～♪』」
「……簽收一個肝呦～♪」
「Good job! yo~yo~yo~」

一開始還挺好玩的，不過過了一陣子，我覺得快要瀕臨崩潰了。

「yo~yo~yo~病理科呦，時間來到七點五十五分呦，病理科小推車來到腸胃科了呦～簽收一個大腸呦～♪」
「……簽收一個大腸呦……」
「yo~yo~yo~我們是病理科呦，八點十分了呦，泌尿科有標本呦～簽收一個小雞雞喔……」
「簽收一個小……學姊，我們可以不要這樣嗎？」
「咦？怎麼了？簽收時不說出來，萬一出錯怎麼辦？標本遺失可是件大事！」
「我知道，可是……我們真的有必要用『唱』的嗎？」
「喔，這個啊，沒必要。不過這是我的興趣，所以學弟你就跟著一起唱吧～簽收一個小雞雞喔！」

「簽……簽收一個小……雞雞喔……」

可以借我冰條腿嗎？

「今天就到這裡，明天值班就交給你處理啦！」

忙了一整天，我們終於處理完大包小包的手術標本，把剩下的標本泡進福馬林，一轉眼竟然已經晚上九點了。

「明天我也要來取標本嗎？」

「不用不用，星期日算是非常輕鬆，什麼事都不用做。」

「那會有人 call 我嗎？」

「除非有急刀，否則不會有人 call 你的。」

「要在醫院過夜嗎？」

「不要離醫院太遠就好了，唉呀～不會有人 call 你的啦！」

「可是，萬一有標本要處理怎麼辦？」

「星期日的標本不用馬上處理，你只要找一個冰箱冰起來就好了，很簡

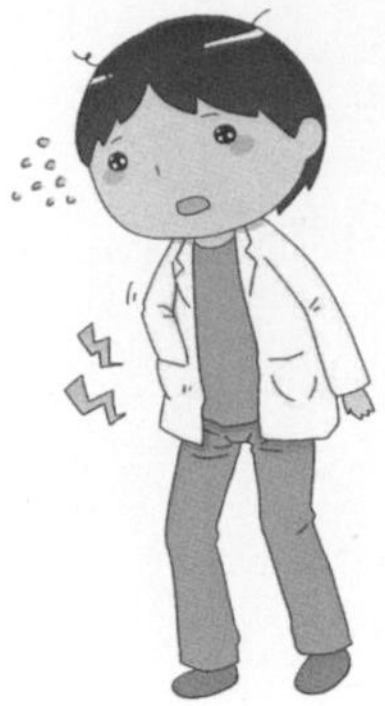

單吧！」

「那萬一……」

學姊突然打斷我，「安啦，沒有人會在星期日 call 病理科的，我在這裡待了這麼久，可是一次都沒發生過喔！Don't worry, be happy! 星期一見～ Have a nice weekend!」

學姊說完就一溜煙跑開了，留下我一個人看著手中的 call 機，默默祈禱它明天不要亂響。

不過，你越不希望發生的事情，它就越有可能發生（這就是人生啊）！星期日早上七點，萬惡的 call 機就這樣毫無懸念地響了……

「嗶嗶～～嗶～～～嗶嗶～～嗶～～～嗶嗶～～嗶～～～嗶嗶～～嗶～～～」

「……這裡是病理科，有什麼事嗎？」

「我是開刀房的護理師，有標本要請你來處理。」

標本？學姊不是說星期日不用處理標本嗎？

「星期日的標本放在冰箱就可以了，我們明天會派人過來拿。」
「不行，這行不通。你現在就得過來！」
「為什麼？是 Emergency case 嗎？」
「是。」
「請問是什麼原因？」
「電話裡不方便說，你過來看看就知道。」
這麼厲害？看來我一定得跑一趟了。
「好，你等我，我現在過去。」

十分鐘後，我趕到開刀房，氣喘吁吁，汗如雨下。
「我是剛剛被 call 的值班醫學生，請問標本在哪裡？」
護理師上下打量了我一番，領著我走到外科開刀房，指著一個半開的冰箱。
「在裡面。」
「請問是什麼部位的標本？」
「一條右腿。」

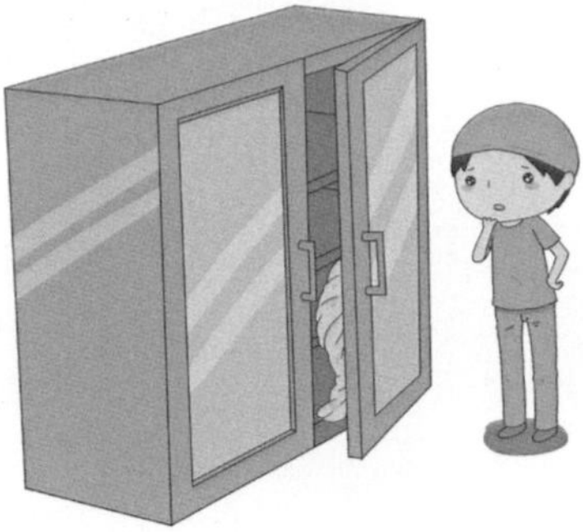

「喔……等等，這為什麼會是 emergency case？腿放在冰箱就可以了啊，明天再處理不就好了？」

「不行，不能等到明天，」護理師表情凝重，「因為冰箱門關不起來。」

「……」

我看著半開的冰箱門，提起標本（一條超重的右腿），換了幾個擺法，還真的塞不進去。

「呃……好像真的沒辦法耶。」

「本來這樣放著也不是什麼大問題，不過，這個標本在病人身上時就開始有點腐壞了，味道不是很好。你知道的，如果我們放任它在室溫裡擺一整天，嗯，開刀房的人應該會很想死。」

「……我明白。」認真一聞，果然有一股濃濃的腐臭味，有點像是酸掉的臭豆腐加上垃圾車的味道，連我一個禮拜沒洗的襪子都比這好聞多了。

「所以我們最後決定請病理科把標本取走。」護理師做了結論。

「但……病理科星期日通常不處理標本的……」

「也不能放任標本繼續腐爛下去吧？請你想辦法。」

「嗯……請問有其他大一點的冰箱嗎？」

「我們這一層樓沒有，說不定其他棟有，你可以去找找看。」

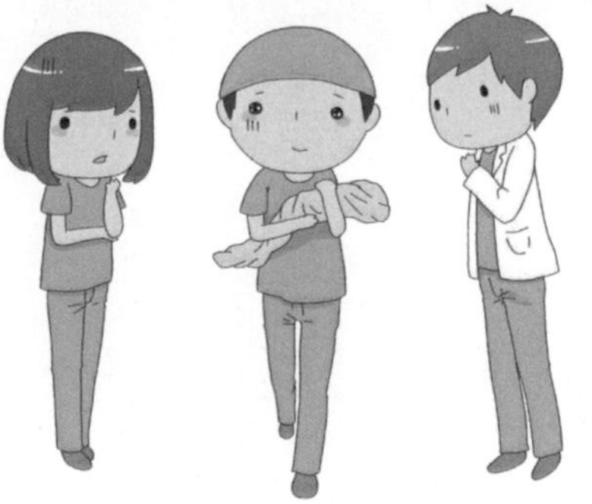

於是，那個星期日早上，我一個人雙手抱著一隻腐壞的右腿，開始在醫院「挨家挨戶」地努力尋找傳說中的「特大號冰箱」。

雖然星期日早上病人不多，走廊上也沒有什麼人，不過我手中的標本有點「明顯」（任誰看了都知道這是一條腿），而且一個人這樣在醫院晃蕩也不是辦法。為了避免嚇到無辜的路人，我找出學姊愛用的手推車，用布蓋著標本，一層樓一層樓地一一詢問。

「你好，我是病理科的……這個，你們有大冰箱嗎？」

「你好……呃……我有一條腿，有沒有地方……」

「你好，嗯……可以讓我借放一個臭臭的標本嗎……？」

請原諒我如此不加思索的問法，畢竟當時我完全籠罩在惡臭中，說話無法深思熟慮，而且一個人推著一條腿，不知該如何是好，幾乎快要瀕臨崩潰了。想當然耳，沒有病房願意讓我借放這個標本，不是推說「需要請示上頭」，就是直接說「不方便」，我就這樣一人一腿地在醫院逛了兩個小時。

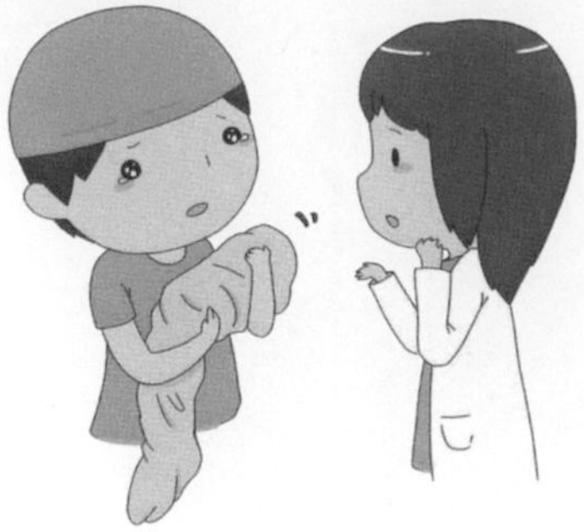

經過無數次被拒絕和無數次被翻白眼後，我來到了學校的大體解剖室。

「如果你不能幫我，那我只能哭給你看了……」我淚汪汪地跟裡面的助教解釋這條腿的來歷。助教或許是出自同情吧！聽完事情的來龍去脈之後，二話不說，就讓我借用大冰箱了。就這樣，歷經千辛萬苦，我總算為這條右腿找到了棲身之處。

* * *

「學弟，你星期日被 **call in** 了對吧？聽說是一條右腿？」

「……」

「好啦好啦，不要生氣，這種事一生中碰不了幾次啦！哈哈！」

「……」

「說到這個……」學姊警覺性地看了我一眼，「你最後把標本放去哪裡了？」

「解剖室的大冰箱。」

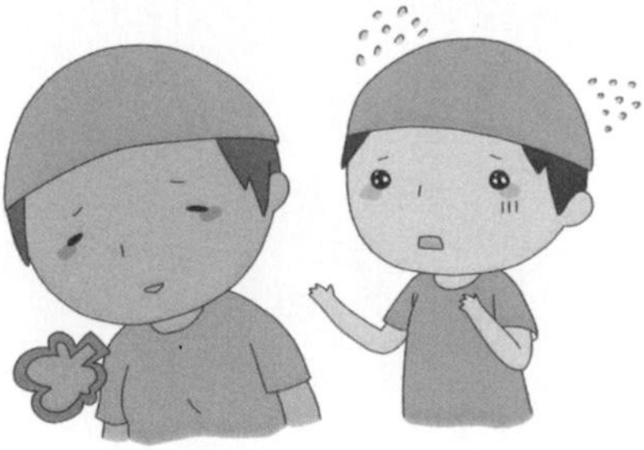

「解剖室？」學姊眉頭一皺，「他們沒有冰箱啊，只有冰櫃耶！」

「什麼意思？」

「意思是，冰箱是4℃，冰櫃是零下4℃。」

「所以……？」

「所以，如果把標本放在零下4℃的冰櫃一晚，你覺得會發生什麼事情？」

「嗯，好像會結冰？」

「嗯，標本萬一結冰，你覺得我們要怎麼做切片？」

「呃……」此時我的額頭冒出不少冷汗，「難不成我們要拿出來解凍？」

學姊嘆了一口氣，「是啊……看來只能這樣了……」

聽說接下來的一個多星期，十四樓整層都瀰漫著令人作嘔的酸臭味，學姊更屢次向人哭訴味道停留在她身上長達一個月之久。

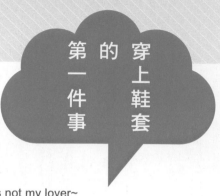

穿上鞋套的第一件事

Billie Jean is not my lover~
She's just a girl who claims
that I am the one~

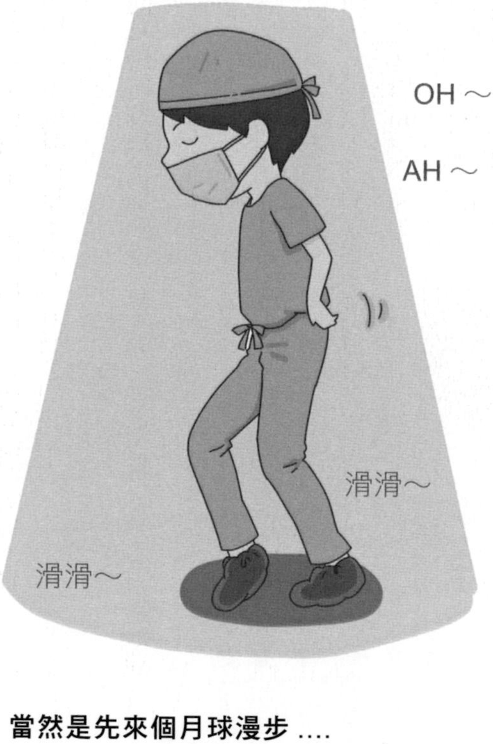

當然是先來個月球漫步 ....

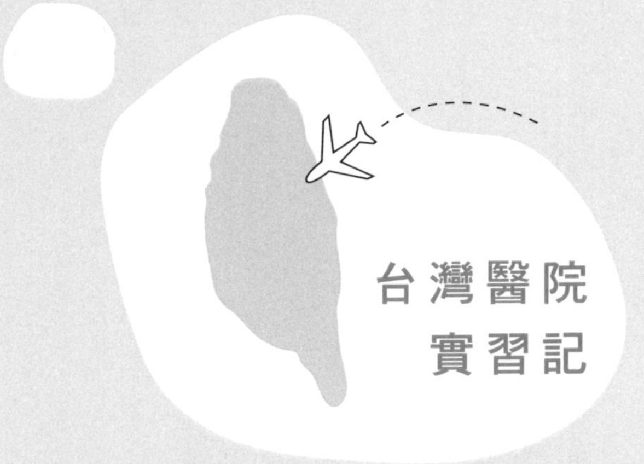

台灣醫院實習記

在美國實習了一段時間，某天突發奇想：如果可以在台灣見習的話，該有多好（玩）啊！一想到蚵仔煎、珍奶、小籠包、鹽酥雞等小吃，我就食指大動，於是我下定決心：只要我還有一口氣在，我就一定要回台灣當交換醫學生！

台灣！我回來啦～

我是個行動派的人，說到做到，馬上殺去院長辦公室。

「院長院長，學校四年級學生有選修課程，對不對？」

「是啊。」

「請問選修課程可以在其他學校進行嗎？」

「可以啊！」

「那……可以在其他國家的學校進行嗎？」

「其他國家……等等，你想去哪裡？」

「院長，我是這樣想的，我們學校的醫學生訓練都在美國醫院，我認為這對於一個醫師的培養是不夠完善健全的，現在是國際化的時代，如果不去世界上的其他國家多加交流的話，我們是不會進步的！我希望我能代表學校去外國醫院實習，這樣對於學生本身的成長和學校的名聲都會有正面幫助。」

你看看，我為了回台灣學習（玩），什麼冠冕堂皇的話都說得出口。不過，院長也不是省油的燈，沒那麼容易就被我唬過去。

「你到底想去哪裡？」

「台灣。」

「台灣？」院長把眼鏡拉了下來，給了我一個高深莫測的眼神。「我們學校的學生好像沒有去過台灣的醫院喔。」

「院長，沒有先例不代表不能啊！你不是常跟我們說只要有心，**Anything is possible!**」為了我的珍奶、鹽酥雞，我可是豁出去了。

「好吧，我明天開會跟上頭討論一下。你寫篇一千字的報告書給我，說明為什麼一定要去台灣的醫院見習，如果寫得好的話，我可以考慮。」

一千字的報告，一個下午就打好了（你看我多有決心）。內容聚焦於介紹台灣聞名國際的醫療實力，以及便宜又有效率的醫療保險。我從肝臟移植談到整形外科，從醫學制度寫到研究系統，文章寫得文情並茂，寫到後來都覺得如果學校不

“為了我的珍奶、鹽酥雞，
我可是豁出去了。”

讓我去真是太說不過去了。

隔天，院長寄給我通知訊息：我們學校目前沒有讓學生去「非姊妹校」醫院見習的制度，關於這一點，我很抱歉。我會在下次會議幫你發出特別提案，一有消息會立刻通知你。

我是個相信「行動成就結果」的人，看到這封信之後，我馬上又寫了一篇文章，向上頭表明我想出國的決心。

皇天不負苦心人，等了一個多星期之後，學校終於發下通知：批准小百合去台灣醫院見習一個月。

* * *

搞定美國這關之後，接下來就要想辦法聯絡台灣那邊了。本來以為申請程序會很複雜，沒想到出乎意料地簡單。台灣的教學醫院普遍願意接受外國醫學生見習，只要成績不要太差，通常都有機會錄取。我的運氣不錯，申請第一間醫院後就收到錄取通知了。

辦好手續後，打電話跟老爸報告（他是最後才被告知的人）。

「老爸，我申請到回台灣見習的機會了。」

「台灣？你要回台灣見習？怎麼這麼突然？」

「我想回來一個月，看看台灣跟美國不一樣的地方。你覺得我該選哪一科？」

「這個嘛……我想想……台灣的大科很操，你應該會撐不住……」

「怎麼這樣說！我才沒那麼草莓呢！」（其實就是）

「放射科如何？」

「放射科！為什麼？」

「不管你以後想走哪一科，X光片的判讀能力是必備的，這是基本功，學好之後將事半功倍。再說，你在這一科大概不用值班，晚上可以回家睡飽，假日也可以出去玩，這應該才是你的真正目的吧？」

不愧是老爸，完全看穿了我的動機。難得老爸給了這麼中肯的建議，我於是申請為期四個星期的放射科見習。

見習醫學生報到！

第一天報到，我特別打扮了一下。院長再三交代「出國要注意形象，不可做出有辱學校形象的舉止」。（我是有讓你們這麼擔心嗎？）所以我穿上最乾淨的襯衫、未起一絲皺摺的整潔長褲，打上新買的藍色領帶，套上認真洗過的白袍，早上七點整出門搭捷運去N大醫院。

上了捷運才發現路人一直盯著我瞧，過一陣子才明白他們是一直盯著我的白袍瞧，原來「穿白袍」搭大眾交通工具是不妥的！在美國（至少在我們學校），醫學生穿白袍坐公車或搭地鐵是沒問題的，唯一不能從醫院穿出來的是「刷手衣」，畢竟那有感染風險。不過，台灣人好像認為只要是「白袍」就等於「不乾淨」，所以不少人對我投以「關切」的眼神。理解這點之後，我趕緊脫下白袍並收進背包裡。

好不容易到了醫院（我是路癡），走進去之後有點驚訝，奇怪，怎麼沒有人攔住我？美國醫院的入口都有保全看守，基本上，沒有識別證是不太可能走進醫院的，就連病人要去看病，也得拿到「通行證」才行。剛剛我在完全沒有被攔住的情況下走進醫院，頓時有點不習慣。

「同學，需要幫忙嗎？」一位看起來很友善的阿姨向我問話。

「啊，妳好。我想去系辦報到。」

「系辦啊？我帶你去好了。」

「不用不用，我自己去就好了，請妳跟我說一下大概位置。」

「沒關係沒關係，用說的說不清楚，我帶你去好了。」

「啊～真的不用麻煩了啦！」

「不會不會，來，我帶你去！」

後來我才知道，這就是傳說中的「志工阿姨」。我是路癡，不管走到哪裡都有可能迷路（這是事實），在大醫院我一天幾乎會走丟個兩、三次（不誇張）。在美國醫院迷路時，我通常會問保全怎麼走，不過很多時候他們都是一副愛理不理的樣子。不過，在台灣完全不用這麼做，我只要站在地圖前露出困惑的表情，幾秒鐘內就會有熱心的志工過來救我（啊啊我的勇者～）。多虧他們的協助，我在台灣見習時從來沒有遲到過。

到了放射科後，直奔辦公室，一進去就看到個子高高的女生坐在電腦前。她看起來非常年輕，身上又穿著短白袍，我直覺判斷是M3醫學生。

「哈囉～妳也是來放射科見習的嗎？」

女生看了我一眼，露出困惑的表情。「請問你是……？」

「不好意思，我是小百合，我是從美國來這裡見習的醫學生。」

「喔喔，是你啊，我知道，助教有跟我說你會來。你中文說得不錯耶！請等一下，我找一下這星期的班表。……OK，今天你要跟學長一起看心臟CT片子喔！」

「謝謝妳，請問大概在哪裡呢？」

「你不知道地方喔！沒關係，我帶你去樓下。」

下樓梯時，我和她聊了起來。

「放射科很辛苦嗎？」

「對見習生來說算是很輕鬆的，通常可以準時下班。」

「太好了，我有很多地方想去呢！來放射科這種涼科，就應該抓緊時間去玩，妳說對吧？」

「其實也沒那麼涼啦……」

「怎麼了，妳今天有很多事情要忙嗎？」

「有啊，有很多報告要打，還有報presentation，等一下還要排班表。」

「咦？台灣的見習生要打報告喔？美國的報告幾乎都是交給住院醫師打耶！」

「台灣的報告是交給住院醫師打啊！」

「原來台灣也是一樣啊……等等！」我驚恐地看了她一眼，「妳是住院醫師？」

「我是總醫師（微笑）。」

總！醫！師！

沒想到這位年紀看起來超小的女生是總醫師！難道台灣的醫師看起來都這麼年輕嗎？（還是我看起來太蒼老？）

在這裡為不熟醫院制度的讀者簡單介紹一下，總醫師是醫院裡所有住院醫師中階級最高、負責的事情最多，同時也是擁有權力的醫師之一。在美國如果不小心得罪了總醫師，醫學生接下來的日子通常會過得很痛苦。

「學姊，妳妳妳怎麼會穿短白袍？」我記得美國的見習醫學生穿的都是短白袍，住院醫師則是穿長白袍，總醫師穿短白袍是哪招啊！

「在台灣，見習醫學生、實習醫生、住院醫師穿的都是短白袍，只有主治醫師會穿長白袍喔！」

「那學生要怎麼分辨誰比較資深啊？」

「台灣的學生好像都不會認錯耶。」

「學姊，對不起，請原諒我剛剛的失態……」

「沒關係啦，我很清楚你選擇來這裡見習的原因。不過，既然來了就好好學習吧！當然，下班之後更要把握時間去玩。」

「謝謝學姊……」

沒想到，見習第一天就以這種方式認識總醫師，而且還做出了白目宣言，看來接下來的日子應該慘了……

裝弱的藝術?!

實習的第一堂課是要學習判讀胸腔X光片，對大部分醫師來說，算是基本中的基本。不過，基礎歸基礎，片子判讀起來可是一點也不簡單，許多老師幾秒就能看出的明顯腫瘤，我看了幾十分鐘還是搞不清楚前後左右。

正當老師解說了一個多小時後，突然投下了震撼彈。「我存了一些不錯的教學片子，接下來請各位醫師發表一下自己的看法。」

啊啊啊！終於來了！台灣版的 **pimping**！！！美國學生被 **pimp** 時如果答不出來的話，通常會被教授電得飛高高，不知道台灣的情況會是如何？

這時台下一片死寂，感覺沒有人想上台講解。這點倒是跟美國不太一樣，因為美國人一有機會就會力求表現，就算不知道答案也無所謂。大家就這樣大眼瞪小眼了幾分鐘後，老師目光一掃，點到坐在我身邊的女學生。

「來，同學，妳說說看，這張胸腔 **X** 光片有什麼問題？」

女學生站了起來，看起來神色緊張。

「呃……這個……我想……嗯……」

「……」

「……可能在……嗯……」

「……」

「……我認為……耶……」

「……」

聽到這裡我不禁替她緊張了起來，手心也冒出冷汗。萬一答不出來怎麼辦？老師會不會把她電得很慘？

她看起來毫無頭緒，一個人在教授跟所有同學面前苦思。我是否要站出來幫她呢？（儘管我完全不知道答案。）

正當我在思考要不要幫她回答時，女學生答題了！

「肋骨上的白點看起來很像腫瘤，如果沒有癌症病史的話，我會建議做個電腦斷層掃描，這是要注意的地方。」

「同學妳說得很好，這是肺癌轉移到肋骨的病例。這個一般醫師很難看出來，不過仔細看的話還是可以的。那，我們來看下一個case……」

等等！！發生了什麼事？為什麼她可以從「毫無頭緒」直接切換出「正確答案」？她是怎麼看出來的？我望向周遭的醫學生們，可是沒有人顯現出絲毫驚訝的表情，彷彿這種情況是再正常不過的表現。

＊　＊　＊

「我說小李，剛剛那位女同學是怎麼知道答案的？」小李是這個月被安排在放射科的實習醫生，我們約好等一下要一起吃飯。

「什麼怎麼知道？她就是看到肋骨上的腫瘤啊。」

「咦？一開始就看出來了嗎？」

「大概吧，腫瘤的位置挺明顯的。」

「……那為什麼要等那麼久才答題？」

「咦？美國人不會這樣嗎？」

「不會什麼？」

「裝弱啊！」

「啥？裝弱？為什麼？」奇怪了，學生在教授面前力求表現都來不及了，為什麼反而要刻意裝弱？

「如果主動搶著回答，萬一答錯了不是很糗嗎？」

「答錯有什麼關係？」我幾乎天天都答錯，而且學生本來就會犯錯啊，現在錯總比以後錯好吧！

「關係可大了，台下大家都在看，答錯多沒面子啊！」

「所以……你們都知道答案，一開始的遲疑都是裝出來的?!」

「也不是每次都知道答案啦，不過，如果沒有十足的把握是不會隨便答題的。畢竟太囂張不是好事，一不小心可是會被教授電爆。」

原來如此！

我發現台灣學生的課堂反應跟美國學生截然不同。美國學生只要有三成把握（不誇張）就會舉手答題了，而且就算全部答錯也不會介意（有時候還「越錯越勇」）。經常可以看到學生卯起來搶答，然後聽到許多異想天開、匪夷所思的答案。這種行為在台灣講好聽點是勇於發言、充滿自信、沒在怕的，但講難聽點就是白目、囂張、目中無人。

我想，這應該算是文化差異吧！在美國醫院見習期間，我每天都會被老師問問題。不管是解剖學、生理學還是臨床醫學，只要教授興致一來，沒有什麼是他不能問的。如果知道答案，回答起來當然輕鬆愜意；如果不知道答案，我也不會隨便說出「我不知道」這四個字，畢竟這說起來很簡單，可是聽起來的感覺很差。

經常說「我不知道」這句話，會讓其他同學認為你程度不夠，或是讓教授覺得你不夠認真。除了成績會受到影響以外，還有可能會在教授面前黑掉。面對不知道答案的問題時，我的做法是先說一些自己已經知道的部分，藉此和教授達到一定程度的互動，之後再慢慢推敲出正確答案。

大多時候，教授問問題只是想知道學生的程度，之後再因材施教。可是台灣的學生很多時候都只是保持沉默，深怕「多答多錯」，或是怕被認為是笨蛋。我覺得這有點可惜，因為答題是可以增進功力的大好良機，很多學生卻因為害怕而白白放過了。離開台灣前，我的指導教授感慨地對我說：「台灣很多學生的實力是一百分，可是表現出來往往只有六十到七十分；美國很多學生實力是六十到七十分，可是往往可以表現到一百分。」

沒有人能永遠都知道正確答案，放棄答題機會，或許也不小心放棄了可以累積人生經驗的珍貴機會。

使命的極限

早聽說台灣的醫療極具效率，不過實際親眼目睹之後，還是覺得深受震撼。

台灣醫師一天要看的病人，竟然多到要用三位數的門診號碼牌才能清楚標識。換句話說，如果一天花十個小時看診的話，在每個病人身上只能花六分鐘。這種超快速門診著實令我大開眼界，甚至無法理解這是怎麼辦到的。

「台灣醫師的問診怎麼可以這麼快？」下診空檔我問了小李。

「看久了自然速度會變快吧！」

「那理學檢查呢？」

「做重點啊！」

「病歷呢？寫病歷總要花上不少時間吧？」

「可以用縮寫。如果真的寫不完，看診完也會留下來補寫病歷。」

「這樣感覺好趕，醫師有時間休息嗎？」

「休息？連上廁所的時間都沒有啊～」

「為什麼要這麼拼？」

「沒辦法，病人實在太多了。病人都想來大醫院看病，又只願意看有名氣的專科醫師，所以老師才會忙成這樣。」

「為什麼不先看家醫科？」

「醫界目前正在推動家醫轉診制度，不過民眾還是習慣直接找專科醫師，咳嗽看胸腔內科、胸痛看心臟內科、背痛看骨科、肚子痛看腸胃科……」

「這樣好像有點浪費時間……由家醫科醫師優先處理常見疾病，然後再轉診，這樣不是能節省許多時間？」

「理論上是沒錯，不過很多人都不願意這麼做。」

「美國的醫師好像沒辦法看這麼多病人，他們一天最多看十五到二十個病人，一個病人至少花上二十分鐘。」

「如果可以的話，台灣醫師也想這樣做啊……」小李嘆了一口氣，「我們刻苦耐勞可是世界知名的。」

＊　＊　＊

除了門診高效率以外，沒想到外科醫師開刀也是快得不可思議。

下午跟的刀算是少見的大型手術，恰巧我也有在美國見習過，所以我在心裡暗自估算至少要五個小時之後才能回家。準備好長期作戰的我，萬萬沒有想到老師兩個半小時左右就完成手術了。

由於這過程實在太過神速，下刀之後我問主刀醫師。

「老師，這個手術我在美國也有看過，可是從來沒見過像你開得這麼快的！」

「喔，這個啊，今天算慢的啦！其實兩個小時左右就差不多做完了，後來多花了點時間進行額外檢查，希望降低併發症的機率。台灣醫師除了追求高效率以外，醫療品質也不能夠有任何妥協，你說是吧！」

「可是老師，你用的器材好像跟美國不太一樣耶……」

「我用的是第一代的器材，你沒看過是很正常的，我想你們醫院大概是用最新的材料吧？」

「為什麼不用新的？是因為第一代用得比較習慣嗎？」

「哈哈哈哈，怎麼可能，是因為沒錢啦！」

「沒錢？教學醫院竟然會沒錢？」

「當然會啊！現在各大醫院都經營得很辛苦，不管哪個部門都要節省成本，經費有限啊……」

「老師，你的技術這麼好，有沒有打算出國深造啊？」

「前一陣子有考慮過，不過後來還是放棄念頭了。台灣目前會做這種手術的醫師不多，我如果貿然走人的話，醫院可是會找不到接班人的。」

「喔喔，那老師你有在培養新的外科醫師嗎？」

「我想啊，可是大家都被告怕了，老醫師現在不太願意做這種手術，新的醫師又不願意來這裡，目前只能靠我們這些中生代苦撐。」

「那……你當初為什麼想當外科醫師呢？」

「應該是有熱誠吧！一開始是覺得很好玩，不過後來發現自己好像做得還不錯，所以就一直做到現在了。」

「聽起來很不錯。」

「可是，後來我慢慢發現，不管我有多麼熱血，時間久了還是會被現實環境給壓垮的。」說到這裡，老師臉上的笑容慢慢消失了。

理想的重量

傍晚，醫院來了一位急性腦中風的病人。

遇到栓塞性中風的病人，最重要的是把握「黃金三小時」完成緊急處置，儘速恢復阻塞血管灌流，並且減少缺血區域損傷範圍。這一切分秒必爭，任何延遲都有可能造成遺憾。值班醫師當然清楚其中的輕重緩急，於是在發現症狀兩小時內就成立了醫療小組，做了理學檢查、電腦斷層掃描，並且決定治療方針。本來準備為病人施打「溶血栓劑」，不過病人不久前曾動過其他手術，貿然打「溶血栓劑」有可能造成大量內出血。

正當時間一分一秒流逝，「黃金時間」快要結束的時候，主治醫師做了決定。「去導管室，做機械取栓術！」

這時看到放射科老師換上無菌衣、拿起導管，在短短的十四分鐘內，取出一塊塊致命血栓。

「手術過程只花了十四分鐘！未免也太快了，這絕對是某種世界紀錄啊！」手術結束後，我忍不住和小李一起讚嘆一番。雖然我只是個醫學生，不過在過去的實習經驗裡，還真沒見過這麼神速的機械取栓術。

「老師絕對是世界級的人才，百年難得一見！」

「可是做這種case，不怕腦部出血嗎？萬一出事怎麼辦？」我知道機械取栓術的手術門檻很高，稍有不慎就可能導致血管破裂、大量出血，造成不可逆的結果。

「不做手術，病人一定會繼續惡化；做了，則是有機會康復。如果是你，會不會想拼一下？」

「嗯，這種高難度的手術，應該有不錯的補助吧？」

小李這時突然大笑，「哈哈哈，你太高估台灣的健保制度了。你知道嗎？台灣醫師做這種case，拿到的錢可是比國外的差一大截喔！」

「那老師為什麼還要做這種手術？」高門檻、高難度、低收入，還有可能被告，這種苦差事到底有誰會想做？

小李想了想，「我想，老師應該有他自己的理想吧！」

＊　＊　＊

「那你為什麼想當醫師啊？」晚上回家的路上，我忍不住問了小李。

「當然是想要救人啊！」他馬上回答。

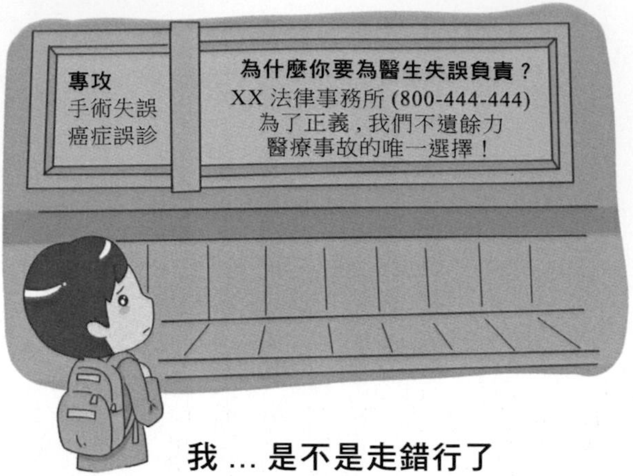
專攻
手術失誤
癌症誤診
為什麼你要為醫生失誤負責？
XX 法律事務所 (800-444-444)
為了正義，我們不遺餘力
醫療事故的唯一選擇！
我 ... 是不是走錯行了

「可是台灣的醫療環境這麼險惡，醫糾多、工時長，醫療暴力層出不窮，健保又如此壓榨醫師，不會覺得很辛苦嗎？」

「當然辛苦啊，我有很多同學都報考了美國醫師國考，打算畢業後直接出國深造。」

「你呢？你也要來美國當醫師嗎？」

「我想……應該不會吧。」

「為什麼？」

「因為我是台灣人啊！不住台灣要住哪裡呢？當初讀醫學系就是為了要醫治台灣的病人，不是美國的病人。台灣是我的家，我希望能留在這裡當醫師。」

「即使有可能過勞、被告、被打，而且還賺不到錢……這樣也沒關係？」

「……嗯。」

小李那天的語氣，聽起來十分堅定，可是他的表情透露出了一絲絲無奈。

醫學生的 Before & After

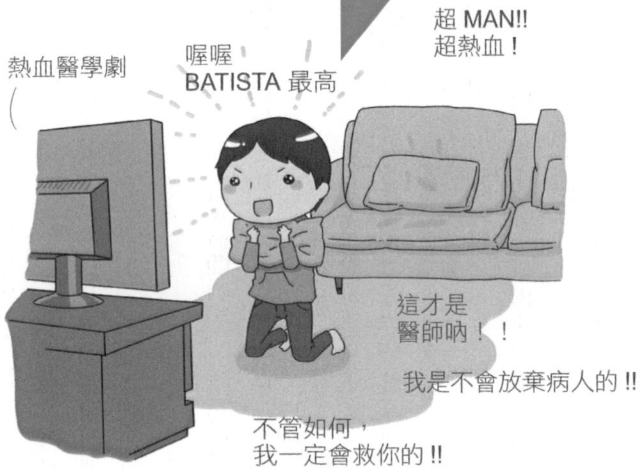
熱血醫學劇
喔喔
BATISTA 最高
超 MAN!!
超熱血！
這才是
醫師吶！！
我是不會放棄病人的 !!
不管如何，
我一定會救你的 !!

讀醫學系之前

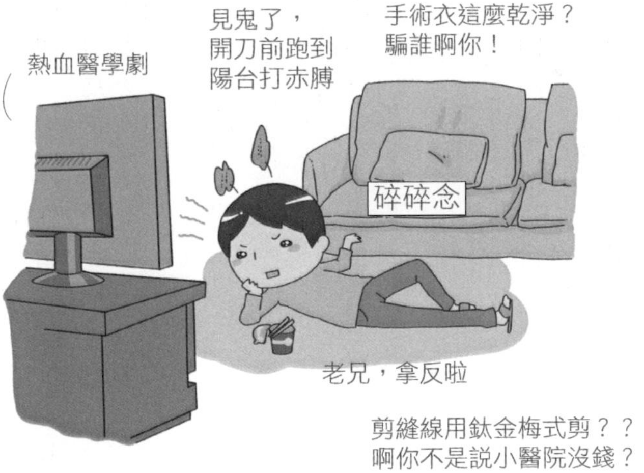
熱血醫學劇
見鬼了，
開刀前跑到
陽台打赤膊
手術衣這麼乾淨？
騙誰啊你！
碎碎念
老兄，拿反啦
剪縫線用鈦金梅式剪？？
啊你不是說小醫院沒錢？

讀醫學系之後

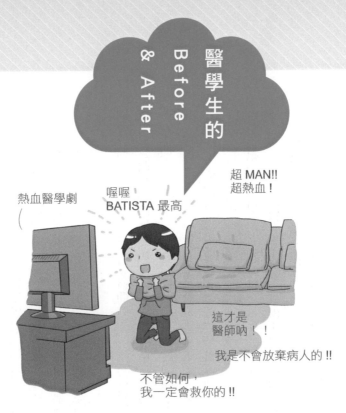

開刀房的粉紅兔

學姊臨時請我幫忙代班。好死不死，一早 call 機響了。

「你好，我是小百合。」

「這裡是兒科開刀房。六號手術室今天有刀，我們想請你們派人過來支援。」

「六號手術室是吧？好，我馬上到。」

啊！我沒去過兒科開刀房！

沒關係，這有什麼難的，不過就是去趟開刀房嘛～

先換手術衣！沒有其他醫師在，只好先跟護理師借她的粉色手術衣。

嗯，粉色看起來怪怪的（我是男生 XD），而且開刀房好像規定一定要穿藍色的手術衣。

沒關係，這有什麼難的，我去找個無菌隔離衣不就行了嘛～再加上口罩、帽子、鞋套，這樣一定沒問題！

「我是小百合，我到了！」

外科醫師：「……」

護理師：「……」

小百合：「……」

外科醫師：「這他 X 的死紅兔子是誰啦！！！」

護理師：「你真的是醫師嗎？」

當天，我流下了兩行英雄淚。

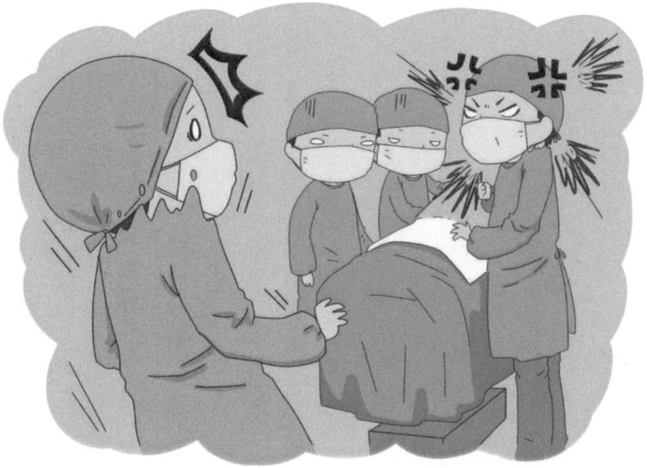

從此，醫院多了「粉紅兔傳說」。

婦科
體驗課

某天在課表上看到讓人眼睛一亮的課「婦科訓練。指導員：標準病人」，心想：啥？婦科？標準病人？這是什麼？可以吃嗎？

小百合：「學長學長，什麼是標準病人啊？」

學長：「新來的啊你？標準病人就是演員啦！」

小百合：「演員?!學長學長，所以我要在演員身上做些什麼？」

學長：「婦科訓練啦！」

小百合：「哪泥?!學長學長，那誰是指導教授？」

學長：「廢話，當然是標準病人啊！」

小百合（大驚）：「我的練習對象就是我的指導教授？」

學長：「她們不是真的教授啦！通常是家庭主婦，有先上過一些訓練課程，主要是教導醫學生如何進行婦科檢查，並且避免讓病人感到不舒服。一般都是六十歲左右的歐巴桑，聽說最高時薪有到三百美金喔！」

小百合：「那我也要去當標準病人！」

學長（不屑狀）：「……」

* * *

上課當天，晚上六點一到，一位年輕金髮妹走了進來，身高約一百六十五公分，年紀約二十五到三十歲之間，穿著藍色小洋裝，氣質出眾，藍色眼睛，戴著 **Bling Bling** 的耳環，還背個名牌包。

小百合：「小姐，請問妳找誰？這裡是診間喔。」

金髮正妹：「你是小百合吧？我是你的標準病人。」

喂喂喂！！不是吧？？有這種事？！

金 髮 正 妹

我的天啊啊啊！這真的太恐怖了！尷尬到了極點！！！

不是我假道學、裝正人君子，你想想，如果我在觸診時露出怪怪的表情或是產生某種反應，那真的只能一死以證明自身清白了。我想要歐巴桑標準病人啊啊！

小百合（努力保持鎮定）：「妳好，我是小百合。」

金髮正妹：「請等我一下，我先去換衣服。我想先以一般的打扮跟你打聲招呼，這樣之後練習時會比較自然。」

自然個頭啦！整個診間只有妳自然，我可是一點也不自然啊！！！

約十分鐘後（漫長的十分鐘），金髮正妹換上了病人袍，坐在診間的椅子上。「現在開始我是你的病人，首先我們要做乳房檢查。」

小百合：「……」

金髮正妹：「……」

小百合：「請問，我……我該怎麼做？」

金髮正妹：「你要先請病人把袍子脫下來喔。」

小百合（緊張）：「呃，請把上衣脫下來。」

金髮正妹：「不可以這樣說。你應該說『請把衣袍褪下到腰間』。『把上衣脫下來』聽起來不妥。」

天啊，我哪知道，有誰會知道要這樣問？我很緊張好嗎！

小百合：「呃，請把衣袍褪下到腰間。」

金髮正妹：「好的。」金髮妹專業地把袍子褪下，袒露著上半身。

我一時慌了，不知道該說什麼。

小百合：「我現在要怎麼做？」
金髮正妹：「你要形容我的胸部。」
小百合：「呃，看起來很漂亮。」
金髮正妹：「NO！不可以這樣說，女生會覺得不舒服。」

嗚哇～說錯話了！正常形容胸部的單字學校沒教啊！！！！

小百合：「對不起，我……我不會形容。」
金髮正妹：「你可以說很『正常』、很『對稱』、像『水滴形狀』之類的。」
小百合：「我知道了，妳的胸部很正常、很對稱。」
金髮正妹：「你跟我說話時應該要看我的胸部喔，外觀檢查是很重要的一環。」

媽啊！我長這麼大從沒聽過這種要求，當下都可以感覺到我耳朵發紅了。

小百合（盯著一對胸部）：「很……很正常、很對稱、很像水滴。」

金髮正妹：「Very good! 接下來我們要做乳房觸診檢查。」

觸診……觸診！！！哇哇哇哇嗚啊哇嗚啊！！！（暈厥）

好啦～之後的事其實還蠻正常的，基本上就是用兩根手指從鎖骨按到腋窩中線再到胸部下方，利用一連串的圓圈，由外向內檢查。手指輕輕地下壓皮膚，指腹順著直徑大約半英吋的小圓圈轉動，沿著整個乳房外圍繞一圈，一點也不奇怪，好嗎！

金髮正妹：「你在觸診時要跟病人說什麼？」
小百合：「摸起來很正常？」
金髮正妹：「NO！千萬不可以用『摸』之類的字，女生會不自在。」

天啊！我搞不懂啊！不然我要怎麼說？「抓」起來很正常？

小百合：「對不起，我應該怎麼說？」
金髮正妹：「你可以說觸診一切正常，沒有不規則硬塊。」
接著金髮正妹穿回了病人袍，正當我慶幸這場噩夢終於結束時，金髮妹開口了。

「現在可以開始進行內診，你用過鴨嘴鉗嗎？」金髮美女呈四十五度角躺坐在檢查檯上，默默看著我。

小百合：「呃，請把袍子往上拉到腰間。」（我學乖了）

金髮正妹：「好。」

也不知道她是不是故意鬧我，不過她雙腳併攏著夾緊緊，等了一會兒，我只好再度開口。

小百合：「請把雙腿打開。」

金髮正妹：「同學，不可以這樣說喔，你應該要說『請把兩腿跨在兩邊腳架上，放鬆膝蓋』。」

X的！我就知道妳是故意的！我英文差總可以了吧！

內診時，病人雙腳打開通常會覺得不自在，所以醫院多半會用布蓋住或是隔開下半身，讓醫師跟病人不會面對面，減少尷尬。但是，我這次的病人是我的老師，所以她全程都用四十五度角盯著我看！我尷尬到不行，標準病人卻異常地自在！這是哪招啊？

金髮正妹：「首先你要檢查外陰部，包含陰唇的外觀毛髮和皮膚的狀況。」
小百合：「我，呃，看起來正常？」

說真的，除了「正常」之外，我實在想不出半個專業的形容詞，而且那時我緊張個半死，有哪個正常人沒事會去想如何形容「那裡」啊?!

金髮正妹：「你可以描述得仔細一點嗎？」
小百合：「我，呃，對不起，我辦不到。」
金髮正妹：「你可以說『毛囊濃密正常，在下腹部呈倒三角狀。大小陰唇外觀、形狀、顏色都在正常範圍內』。」
小百合：「我知道了。」

好啦，我承認我會的單字有限，可是我真的不會描述啊！

金髮正妹：「同學，請戴上兩層手套。接下來要觸診，把小陰唇撥開，檢查是否有皮膚病變。」
小百合：「OK。我看看，呃，摸起來，喔不對，是……觸診正常？」
金髮正妹：「同學，小陰唇撥開一次就夠了。不用來回翻，你不是在翻書喔！」

媽啊！妳又沒有說不可以？我又不是故意的，那個誰誰誰，賞我個痛快吧！

小百合：「對不起，我不是故意的。」

金髮正妹：「接下來要做擴陰（鴨嘴）器的檢查。將擴陰器兩葉併攏，側向從側壁緩慢放入陰道內。」

小百合（緊張，微微顫抖）：「OK。」

金髮正妹：「同學，不是那裡，上面一點。」

小百合（更緊張，更微微顫抖）：「SORRY，我太緊張。」

金髮正妹：「向上向後推進，GOOD！把擴陰器轉平並張開兩葉，觀察子宮頸。」

小百合（更緊張，大大顫抖）：「我要開到多大？」

金髮正妹：「直到你可以看到子宮頸。」

可能是太過緊張，也有可能是我眼殘，我一直沒有看到子宮頸，所以我就一直慢慢打開……

金髮正妹：「STOP！喂，同學，你打太開了啦！」

小百合：「對不起！我的天啊，我還沒有看到啊！」

金髮正妹：「你關小一點再試一次。」

（以上對話重複三次）

小百合：「喔喔！我看到了！」

金髮正妹（呼口長氣）：「ＯＫ，請小心慢慢取出。取出前記得先把兩葉合起一點。」

小百合：「結束了嗎？」

金髮正妹：「還沒有喔！現在要做骨盆腔檢查。把右手的手指放入陰道內，左手按壓腹部。兩隻手中間感受到的就是子宮。」

小百合：「等等，妳說什麼？我要幹嘛？」

金髮正妹：「把右手的手指放入陰道內，左手按壓腹部。」

絕對沒有唬爛，這是必須的檢查，可是當時的我緊張到快昏過去了。

小百合（顫抖）：「ＯＫ，這樣對嗎？」

金髮正妹：「同學，其實……放一根手指就夠了喔。」

嗚啊啊啊！跳到黃河也洗不清了啦！！！妳嘛幫幫忙，可以說仔細一點嗎?!

小百合（臉紅）：「食指，還是中指？」（哇啊這是什麼對話！）
金髮正妹：「看你方便囉。」
小百合：「我感覺到了，我們結束了嗎？」
金髮正妹：「只剩下三合診檢查。」
小百合：「那是什麼？」
金髮正妹：「右手食指伸入陰道、中指伸入直腸，左手置於下腹部協同觸診。」
小百合：「為什麼？這樣是為了檢查什麼？」
金髮正妹：「這是標準的檢查。主要是檢查陰道直腸膈的病變。」

＊　＊　＊

千辛萬苦，檢查結束後……
金髮正妹：「同學你做得很好，不過要記得，下次中指潤滑劑要放多一點。知道嗎？」
小百合：「非常，對不起，真的。」

後記

那天診間其實還有其他兩位醫學生，不過金髮正妹教完我之後就提早離開了（她八成是受夠了）。之後一位歐巴桑走了進來，其他男同學立刻暗罵了美國國罵，讓我心中百感交集，不知是喜是悲。

請原諒我不夠專業。學校給的準備資料只有一段六〇年代的短片，而且實際上場時，我腦中一片空白，完全不知道該做什麼。其實，我非常慶幸有專業的標準老師引導，因為經過這堂課的洗禮，之後我在婦產科為病人檢查時變得非常專業。

男版體驗課

繼上次慘痛的「婦科體驗課」後，教授緊接著安排了男版的體驗課程，而教學老師依然是傳說中的標準病人。

小百合：「學長學長，男版體驗課要學什麼啊？」

學長：「阿呆耶你，當然是泌尿科的檢查啊！」

小百合：「喔，那有很難嗎？」

學長：「這個嘛，對男生來說應該覺得還好。」

小百合：「為什麼？」

學長：「因為大部分男生對自己的『那裡』都很熟悉。」

小百合：「耶……這點好像不太能反駁。」

學長：「可是你明天做檢查時，應該還是會覺得很難受。」

小百合：「什麼意思？」

學長：「……去年有一個老師身上有疝氣。」

小百合：「啥？疝氣？」

學長：「因為疝氣很少見，所以學生都想跟他做一對一的檢查，大家就這樣搓他『那裡』搓了三個多小時……」

小百合：「……」

學長：「你想想看，那該有多痛啊～」

小百合：「……真是辛苦他了。」

學長：「這種犧牲奉獻的精神，值得全體醫護人員的肯定。」學長深深地嘆了口氣。

＊　＊　＊

練習當天，一大群醫學生在診間等候，大部分同學看起來非常緊張，少數幾位看起來異常興奮（啥鬼）。

九點一到，一位中年大叔走了進來，他身上穿著病人袍，腳上套著夾腳拖，身材有點微胖。

「你們是醫學生吧？歡迎歡迎，期待很久了吧？今天你們會學到如何進行男性的泌尿科檢查。」大叔接著拿出一張名單，「那我們先開始點名！約翰……瑪莉……史蒂芬……凱莉……泰密……小百合……丹……溶恩……麗莎……好！看來大家都到了，那我們馬上開始吧！」

「老師，等一下！」我忍不住打斷他，「今天……只有你一位標準病人嗎？」
「是啊，只有我一位。」
「那個，我們人數有點多……」我看了看周圍的同學，「要不要我們其中一些人下星期再來？」
說實話我有點擔心大叔的身體，「一人對九人」這種事，感覺有點殘忍。
「沒問題，沒問題！」大叔側著頭想了想，「人多一點也好，大家可以多複習幾次。放心，每個人都會有很多時間練習的！」
（啊～這就是我最擔心的地方啊～）

＊　＊　＊

「有誰可以告訴我，男性的生理檢查包括什麼？」大叔身上披著一件薄薄的袍子，光著屁股站在我們面前，雖然這模樣在診間看起來還算自然，不過若在公共場合，應該會被當成變態。

「……」（沒人回話）

「大家放輕鬆，不要害羞～」

「……」（依舊沒人回話）

「那這位女同學，妳來回答好了！」大叔隨手點了一位最靠近他的白人女生。

「男性的生理檢查可分為四大類，」女生小聲地回答，「分別是陰莖檢查、陰囊檢查、疝氣檢查，還有攝護腺檢查。」

這位女生叫凱莉，是個平時上課認真，永遠坐在第一排，而且下課會追著老師問問題的好學生。

「非常好！那今天就請妳為我們示範一下陰莖檢查囉！」

凱莉站了起來，點了點頭，雙眼直視「目標物」，身體有點抖。

「老師，我應該怎麼做？……」

「首先，我會建議妳戴上手套……」

凱莉「唰」地一聲戴上手套，表情僵硬。

「然後呢？」

「……然後妳可以對病人做一下自我介紹，解釋接下來要做的檢查。」

「我是醫學生凱莉，我現在要開始進行下腹部檢查。」

「不用拐彎抹角的說『下腹部檢查』，直接說『陰莖檢查』就好了。大部分男性可以接受直接一點的用字。」

「好……那我現在要開始……呃……做……做……『陰莖檢查』。」

一陣短暫的尷尬後，凱莉蹲了下來，用迅雷不及掩耳的速度把手伸到老師袍子裡面。

「啊！等……等等！」大叔叫了一聲，往後退了一步，「妳……妳有沒有覺得這樣怪怪的？」

仔細一看，大叔站著，凱莉蹲坐著，這個姿勢好像在許多愛情動作片出現過……

「那我該怎麼辦？站著做檢查嗎？」凱莉從臉紅到脖子，看起來快暈過去了。

「不不不，那樣也不太好。請病人直接躺在床上就好了。」

「呃……請你……躺上床。」

老師躺上床後，凱莉把袍子拉到腰間，露出老師那毛茸茸的大腿，和男人的第二生命。一群學生圍繞者一個半裸中年男子，說實話這畫面有點令人不舒服。

「這位同學，建議妳可以先用被單蓋住病人雙腳，之後再把病袍拉到病人腰上，這樣可以避免過度裸露，只露出要檢查的地方就可以了。」

「……對不起。」

在凱莉認真進行觸診的同時，大叔也同步進行「實況轉播」。「你們即將進入臨床醫學，所以學會正確的檢查方式是非常重要的，有些時候男生會有生理反應，如果出現勃起的情況，不用刻意停止檢查，也不用刻意指出來。」

凱莉嚇了一跳，仔細檢查了一下手中的XX，確定沒有異常後，瞪了大叔一眼，再繼續檢查。「……力道的拿捏也是很重要的，太過『小心』或太過『粗魯』都不太恰當。」

凱莉這時刻意放慢速度，動作變得更加生硬了。「有些男生有包皮，有些沒有。碰到像我一樣有包皮的男性，要小心把包皮翻起來。」

凱莉努力嘗試把包皮翻開，不過效果不太好。

「翻的時候可以用雙手，也可以用單手……」

她先是用左手握著陰莖，然後右手嘗試翻包皮，過了一會兒覺得不順手改用右手握著陰莖，左手翻包皮，折騰了五分鐘左右才「達陣」成功。看到這裡，男生都露出一副「X！好痛」的表情，女生則是瘋狂抄著筆記。

「謝謝這位同學為我們示範……」大叔露出親切的微笑，「下一位同學請上來吧！」

之後的檢查跟「陰莖檢查」差不多，基本上老師都會躺在床上讓同學進行觸診，之後再口頭指導要注意的細節。

比較不一樣的是疝氣檢查，老師要求我們把手指從陰囊「戳」進去，朝著腸子的方向「捅」到最深處，以確保摸到疝氣的病變。如果動作不夠標準，老師還會堅持要我們不斷練習，直到熟練為止。我們這些醫學生就這樣來來回回地做著檢查，一模一樣的檢查各重複九次。

＊＊＊

「老師，你為什麼要來當標準病人啊？」快結束的時候，有人問了大叔。
「退休在家沒事做，想說來教教學生也不錯，大概就這樣吧！」
「為什麼沒有其他男性標準病人？」
「錢不夠多吧。女性的標準病人一小時有約三百美金，男性的標準病人大概只有三十美金左右。」
「會不會差太多啊?!」
「算了啦，反正我是教興趣的，有幫到學生就好。」
「老師，你每次被學生這樣檢查，不會痛嗎？」
「有時候會，有時候不會。」
「……謝謝老師，真是辛苦你了。」
「這沒什麼啦，我以前還是醫學生的時候，可是沒有『標準病人』這種東西喔！只好找同學互相練習各種檢查。」
「等……等等，老師你是醫師？」
「是啊，我沒跟你們說嗎？」
「你以前是找其他醫學生練習泌尿科的檢查？」

「是啊，不然以前上哪兒找病人練習？」

我們還沒從這震撼的消息回過神來，老師突然看了看手錶，大喊：「啊啊，只顧著聊天，都忘了還要做肛門指診！來來來，同學們趕快排成一排，大家要記得把食指伸到肛門底部，然後來回轉動觸摸攝護腺喔！」

語畢，他一個人走到牆邊，雙手扶牆，雙腳張開，光著屁股朝著我們。

「不要害羞，趕快來練習吧！第一個摸到攝護腺的有獎喔！」

轉一下360度

學長教學弟如何為病人進行肛門指診（Digital Rectal Exam），學弟沒有經驗，似乎非常緊張。

學長：「放輕鬆，等一下會教你怎麼做的。」

學弟（僵硬）：「是，學長。」

簡單介紹指診過程後，學長請病人褪下褲子，面對牆壁，然後彎下腰。

學長：「戴上手套後擦一點潤滑劑，記得動作要小一點。」

學弟（僵硬）：「是，學長。」

學長「手指放入……很好，現在找攝護腺，找到了嗎？很好，形容一下形狀、大小、硬度。」

學弟（僵硬）：「正常大小，沒有不規則形狀，沒有發現硬塊。」

學長：「非常好！這樣就OK囉，做得好。」第一次就有不錯的表現，算是及格了，應該要給予鼓勵。

學長：「OK，手指拿出來前記得要轉一圈。」

這算是標準檢查之一。大部分醫師移出手指前會順時鐘或逆時鐘轉一下手腕，用意是為了避免忽略肛門口的病變。

這時學弟露出尷尬的表情。

學弟：「轉……一圈？」

學長：「是啊，轉一圈。」

學弟：「一定要嗎？」

學長：「一定要。」

學弟：「嗯……好吧……」

學弟想了一下，深呼吸了一口氣，然後，他老兄自個兒三百六十度轉了一圈。因為他把手停留在病人的肛門口內（莫名堅持），所以轉到一半有點卡住，於是硬把手臂繞過自己的頭頂，順利完成自轉的動作。

學長說，行醫這麼多年，沒看過這麼有創意的……。

好醫師的條件

學校的內科實習是採行「值班制」，醫學生每四天值一次「long call」（在醫院過夜），每兩天值一次「short call」（下午五點結束），值班時遇到的病人將完全由醫學生負責診斷，老師、學長只會從旁指導，不會刻意介入。這種制度有別於其他科，相較於由老師安排「簡單易懂」的病人給菜鳥醫師學習，內科實習則往往會碰到許多莫名其妙的病人，又或是艱深複雜的病症。對菜鳥來說，其實是很酷的挑戰，就像電影《阿甘正傳》的阿甘說：「人生就像一盒各式各樣的巧克力，你永遠不知道下一塊會是什麼口味。」

醫學生會單獨向病人問診，詳細詢問病史，完成理學檢查，之後把內容詳細報告給學長，提出自己的鑑別診斷以及思考過程。以上種種的練習與準備，都是為了幫助醫學生能在未來成為一位「獨當一面」的醫師。

懷特小姐是我在內科實習負責的第一位病人。由於這是我第一次值班，我帶著緊張、雀躍，又有點害怕的心情走進診間。

「妳好，我是醫學生小百合，今天由我負責詢問妳的病史。請問妳是懷特小姐嗎？」

「是的，我是。」

眼前是一位年約三十歲的黑人女性，她虛弱地躺在床上，身體蜷縮成一團，說話有氣無力的。

「請問妳今天為什麼會來醫院呢？」

「我左邊的臀部在痛，右邊的臀部也在痛……」

「什麼時候開始的呢？」

「昨天凌晨，睡到一半被痛醒的。」

「可以形容一下大概有多痛嗎？如果〇是沒有任何痛楚，十是像孕婦生產那樣的劇痛，妳覺得現在大概是幾分？」

「一開始是十分，現在大約是八分。」

「以前有過類似的經驗嗎？」

出乎意料地，她露出苦笑，「當然有，我幾乎每兩、三個月就會痛一次。有時候是在臀部，有時候是在胸口，也有時候是在手指。」

「之前有被診斷出任何心臟或血液疾病嗎？」

「我有鐮刀型細胞貧血症。」

＊　＊　＊

「又是她啊……」學長聽到懷特小姐的名字嘆了口氣。

「她有什麼特殊的地方嗎？」

「怎麼說才好，我在這醫院當了三年住院醫師，可是收她住院卻超過二十次！」

「都是因為疼痛嗎？」

「算是吧，鐮刀型細胞貧血是很難處理的疾病。她又是 Hb SS，算是非常嚴重的 case。」

鐮刀型細胞貧血症是一種遺傳性疾病，患者的紅血球從正常的「圓盤形狀」變成異常的「鐮刀形狀」，因此失去了攜帶氧氣的能力，造成局部缺血和梗塞。這是一種慢性疾病，患者一般都能正常生活，但不時會有週期性的疼痛，醫師將此通稱為 VOC（Vaso-Occlusive Crisis）。VOC 一旦發作，會讓病人痛不欲生，目前有效的治療方法是給予氧氣、水分，還有施打大量的嗎啡。

「病人看起來如何？」學長看了一下懷特小姐的血液報告，皺了皺眉。
「不太好，一直說臀部在痛。」
「如果病人主訴是胸口痛怎麼辦？」
「呃……我會先懷疑是心臟病，或是肺炎之類的病症。」
「如果是肺炎的話，推測是什麼病菌？」
「主要是包膜性細菌，我會先猜肺炎鏈球菌。」
「很好，VOC發作的病人，如果咳嗽的話還要注意什麼？」
「呃……」
「要注意ACS（Acute Chest Syndrome）！這點很重要，一定要避免惡化成ACS，你知道為什麼嗎？」
「為什麼？」
「因為ACS的話有可能會死。」學長簡單下了結論。

＊　＊　＊

「懷特小姐，妳現在覺得如何？」

學長剛剛開了嗎啡的 order，派我來檢查一下病人的狀況。

「好多了，只是有點虛弱。」

「妳有呼吸困難、胸口痛，還有發燒嗎？」

「目前還好。」

「我們等一下會幫妳照張胸腔 X 光，然後定時檢查血氧濃度。」

「我知道，你是怕我惡化成 ACS 對吧？」

「咦？妳怎麼知道？」第一次遇到對自己病情這麼了解的病人，當下我有點嚇到。

「當然知道啊。每次發作都是一樣的處理方式，我也算是久病成良醫了吧！」

「原來如此，目前我們的目標是控制疼痛，然後監控血氧。不過如果惡化成 ACS，我們可能會考慮輸血。」

「不行！」懷特小姐突然坐了起來。「不能輸血！我是耶和華見證人。」

＊　＊　＊

「她是耶和華見證人?!有鐮刀型細胞貧血，然後又剛好是耶和華見證人?!」學長聽到之後，有點小崩潰。

耶和華見證人是基督教非傳統教派的一支，在醫學界裡最為知名的印象是堅決採取「不輸血」的立場。這令部分必須進行輸血手術的醫師陷入兩難，若不準備血液進行手術，將導致病人面臨更大的生命危險；但若不理會病人的宗教禁忌而強行輸血，日後有可能會面臨病人的醫療控訴。

「那我們該怎麼辦？」

「還能怎麼辦？只能祈禱她不要發病！」學長翻了翻病歷，「怪了，她什麼時候開始信教的？上次來的時候沒有拒絕輸血啊！」

＊　＊　＊

之後每天上班的第一件事，我都會直奔懷特小姐的病房詢問疼痛狀況，還有檢查血氧濃度。很多時候，進門時我都會看到她痛苦的神情，或是聽到她的哭聲。

「我好痛，我全身都好痛，快給我止痛藥！」

每次看到她痛苦難耐的表情，我都會衝向護理站，要求立即施打嗎啡。每次當她發病時，我都會希望學長增加止痛藥的劑量，不過學長並非每次都會立即下醫囑。進一步追問學長原因，他也不願多加說明，偶爾只淡淡回一句：「嗎啡不是唯一的止痛藥，施打過量會產生副作用，還是慢慢來比較好。」

懷特小姐住院了兩個多星期，每隔幾天就會有劇烈疼痛，有時在臀部，有時在大腿，也有時在頭部。當她不痛的時候，我會在一旁陪她聊天。

「像妳這樣每隔幾個月就發病，工作上會不會遇到什麼困難？」

「當然會啊，所以我現在沒辦法工作了，只能偶爾兼兼差，剩下的就靠家人接濟，還有領政府補助金過活。」

「妳有小孩嗎？」

「我有一個三歲女兒，每次住院的時候，我最擔心的就是她。看不到媽媽，她一定會很害怕。」

「我們一定會給妳最好的治療。如果還覺得痛的話，請馬上跟我說，我會要求學長加強劑量。」

「謝謝你！」懷特小姐握住我的手，「從來沒有人這麼相信我。你知道嗎，鐮刀型細胞貧血的病人最難過的不是疼痛，而是來自醫療人員的不信任。之前我去其他醫院時，很多醫師都不願意開藥給我，他們都主觀地認為我在騙人。其實他們不明白，沒有人喜歡住院，沒有人希望和家人分離，也沒有人喜歡一直被他人誤解。」

* * *

內科實習的最後一天，結束時我沒有立刻回家準備考試，而是走進懷特小姐的病房，打算與她道別。

平時我走進病房前都會先敲門，不過那天我發現門是半開的，我沒有多想，打算直接推門進去。進門前一刻，我聽到懷特小姐在講電話，她有說有笑的，聽不出來有任何痛的感覺。為了不打擾她，我在門外站了一會兒，等了好一陣子才敲門。一敲完門，懷特小姐馬上掛了電話。

「啊～～啊～～～我好痛，真的好痛。我已經痛了一個晚上了，可是護理師都不願意給我藥……小百合，你可以幫我跟醫師說嗎？我真的好痛苦……」

* * *

「學長，你是什麼時候知道的！！！」我怒氣沖沖直接衝進值班室。

「知道什麼？」學長放下了手中的咖啡。

「懷特小姐！她根本不痛，她是裝的吧？」

「你有什麼證據？」

「證據？我聽到她跟朋友開心地講電話，可是她一發現我走進來，立即刻意裝痛！」

「這樣也不代表她之前不痛啊！」

「……學長，你一直不願意加強劑量就是出自這個原因吧？」

「……算是吧，」學長頓了一下，「其實我本來不打算告訴你的。我想給她一個機會，也給你一個機會。」

「什麼意思？」

「我的確懷疑懷特小姐對嗎啡產生藥物依賴，所以才會那麼頻繁地回診。不過，我不願意一開始就這樣猜想，因為我希望能客觀地為她診斷。畢竟，不願意相信病人的醫師是不可能成為好醫師的。」

「……那『給我一個機會』是什麼意思？」

「你才剛開始實習，如果你現在就學會懷疑病人、不信任病人或是看不起病人，這不是會扼殺你成為一個好醫師的機會嗎？」

學長拍了拍我的肩膀，「不管你之後怎麼想，至少你在過去一個月內體貼認真地為懷特小姐治療。身為一個醫師，我認為這樣做就足夠了……」

一輩子都會記住的病人

吉米是我的同班同學，目前在內科實習，負責照顧心臟衰竭的病人。他的第一位病人是位心臟移植病人，在十幾年前接受移植手術，最近因為身體不適而住院治療。

週末值班時，吉米發現病人在走廊上喘氣，直覺告訴他情況不大對勁，於是他急 **call** 住院醫師到場處理。沒想到病人情況迅速惡化，經過半小時急救後，過世了。

得知噩耗後，吉米跟其他醫學生哭成一團，這對他們來說是個很大的打擊，畢竟這些學生才剛進醫院，還沒有做好面對死亡的心理準備。

主治醫師當晚把值班的醫學生叫進候診室，裡面坐著已故病人的太太。太太雙眼紅腫，聲音沙啞，她握著主治醫師的手，只說了一句話：「**Thank you for the last 10 years.**」

因為這句話，吉米告訴我，他立志要當個心臟科醫師。

Detox

M2有一堂很特別的課，就是要學生去戒毒中心見習，之後要寫一篇兩千字左右的報告，並且向老師口頭敘述所見所聞。許多學生把這當作一件苦差事，因為要在繁忙的課業中抽時間去見習是很困難的事情，而且這份作業不計入學期總成績，所以許多人都隨便寫寫敷衍了事。

剛好星期五沒事，我決定晚上七點去戒毒中心見習。

我事先聯絡了主治醫師，簡單說明來意。他在電話裡的聲音聽起來非常熱情，建議我參加一般門診，近距離了解戒毒的過程。

戒毒中心位於市區的一個小角落，外觀看起來跟一般診所沒有什麼兩樣。門口的警衛得知我是醫學生後，領著我通過層層關卡，最後來到了會診室。診間是個空曠的大房間，裡面擺了三張椅子、一個茶几，除此以外沒有任何東西，我從包包裡拿出白袍穿上，等候主治醫師。

七點一到，一位穿著牛仔褲的男人走了進來。「你是小百合吧？我是高爾醫師，歡迎你過來。」

「高爾醫師你好，謝謝你願意讓我跟你一起會診。」

「沒問題，我很樂意，不過在這之前我要請你脫下白袍……」

我趕緊脫下白袍，神色有點疑惑。

「方便請教原因嗎？」

「這裡的醫師通常是不穿白袍的，也沒有什麼特殊原因，硬要說的話，應該是認為這樣比較容易幫助病人放鬆吧。」

「原來如此」

環顧四周，有些人穿得非常正式，也有人穿得非常休閒，好像真的沒有很在意穿著。反觀我們醫院的規定相當嚴格，醫學生的穿著一定要看起來「很專業」，否則是有可能會被扣分的，男生通常要穿襯衫、打領帶、配西裝褲，女生則是要穿小套裝、長裙、不露腳趾的鞋子，不能塗指甲油，不能染髮，如果身上有刺青的話，也要用布料遮住。

因此，我對高爾醫師隨意的穿著感到驚訝。

＊　＊　＊

「我是艾倫，我目前正在接受戒毒治療。」我面前坐了一位瘦瘦的男人，他的頭髮、衣衫有點髒亂，雙眼無神，看起來非常疲憊。

「今天有位醫學生來這裡見習，請問你願意讓他問診嗎？」高爾醫師親切地詢問。

「沒問題。」艾倫聳了聳肩，向我點頭。

「我是小百合，我有一些問題想請教你。」

「說吧！」

「嗯……請問你為什麼會來這裡接受治療？」

「這說來話長……我在一個正常的家庭成長，爸爸是上班族，媽媽是家庭主婦，可是我從來不覺得自己曾得到他們的關愛。在成長的過程裡，我一直在想自己是誰。我對自己的要求很高，學校成績不錯，國小、國中一直是全A的好學生，而且還是學校體操隊的成員，我不斷地努力練習，希望有一天可以代表國家參加比賽。但是，即使我有不錯的成績，我始終覺得沒有人了解我、肯定我、理解我所做的一切，而我也不清楚自己要的是什麼。

於是，我在十七歲那年開始喝酒。

也沒什麼特別的原因，只是認為這是能讓我放鬆的飲料，能麻醉我的心靈，讓我不要胡思亂想。可是我慢慢地越喝越多，從偶爾一、兩杯啤酒到一個晚上六杯，最後甚至是一天一大瓶伏特加。我一直覺得自己很寂寞，每晚失眠，憂鬱，失落感深深籠罩著我，最後只好藉由酒精來釋放內心的苦悶。長期酗酒終究影響了我在體操隊上的表現，教練曾經試圖幫助我，可是我沒辦法停止酗酒，最終，我離開了體操場。

接著我開始吸食海洛因，還有許多千奇百怪的毒品。我總想著結束自己的生命，可是基於信仰，我壓抑了自殺的念頭，最後在家人的幫助下來到這間診所，目前正朝著戒毒、戒酒的目標努力著。」

「你現在還有想要吸毒或是喝酒的念頭嗎？」

「一開始我把毒品和酒精當成一種解藥，一種讓我『自由』的解藥，我認為那是幫助我遠離痛苦的唯一方式，我想我應該不完全是錯的，因為有很長一段時間，它們帶給我解脫。可是現在我發現，我不能一直依賴藥物，我也不想繼續依賴藥物，我必須成長，必須正視自己的問題。我希望我可以透過治療重新找回自己、重新搶回人生的主導權……」

＊　＊　＊

「你覺得艾倫如何？」高爾醫師轉身問我。

「他好像有許多情緒上的困擾，毒品和酒精只是麻醉自己的一種手段。」

「沒錯，毒跟精神科是息息相關的。大部分的病人一開始都是因為情緒困擾才開始喝酒吸毒。」

「如果病人一開始有情緒困擾時就尋求醫師幫助的話，是不是就有可能降低未來吸毒酗酒的風險？」

「我想是的。」

「艾倫剛剛說他有用海洛因，這種毒品不是很難戒掉嗎？」

「海洛因的患者很難完全戒毒成功，有很大一部分原因是停止吸毒後的脫癮症狀，像是身體劇痛、流鼻水、嘔吐、腹瀉等不適，對這些人來說，唯一解除這些痛楚的方法就是繼續吸毒。」

「有什麼有效的治療藥物嗎？」

「最常用的是美沙酮（methadone），臨床上是可以抑制脫癮症狀的。」

「所以艾倫有接受美沙酮嗎？」

「有……可是他一直希望早點停藥。」

「為什麼？」

「這其實在戒毒病人中挺常見的。他們希望能完全脫離藥物的控制，達到完全康復的目標。」

「我記得書上說吸食海洛因的病人死亡率很高？」

「因為除了感染以外，有些病人在長期服用美沙酮後會自行停藥，不過一旦停藥後，脫癮症狀幾乎會馬上回來，病人這時候有可能會忍不住回頭吸毒，不小心吸食過量就會導致死亡。」

「高爾醫師，你打算讓艾倫持續接受美沙酮治療多久？」

「很難說……也許三年，也許五年，也許一輩子。」

「艾倫有可能完全戒毒成功嗎？」

「……我目前遇到的海洛因患者，幾乎沒有人停藥成功的。」高爾醫師嚴肅地說。

拐彎抹角
不是我的Style

在內科見習的時候，我遇到一個二十歲上下的年輕病人，在大學研究電機工程。住院的原因是不明高燒、體重減輕和精神疲勞，急診醫師做完處理後，把病人轉給我們小組負責。

學長：「小百合，這個病人就交給你負責。不准看急診醫師的診斷，也不准看檢查報告，我要你從病史和理學檢查中做出診斷。」

小百合：「好。」

這是我們醫院訓練菜鳥的方式，畢竟好醫師不應該完全依賴機器，而是該從病史和理學檢查去找答案。

小百合：「你好，我是小百合，是負責照顧你的醫學生，請問我可以占用你一點時間嗎？」

年輕人：「沒問題。」

他看起來就是一個高知識份子，談吐斯文得體，跟我以往見到的重症病患不太一樣。

小百合：「聽說你發高燒一段時間了？」

年輕人：「是啊，大概一個多月了吧，我之前從來沒有這樣病過。」

小百合：「請問你有打流感疫苗嗎？」

年輕人：「有，我以前也得過流感，不過感覺跟現在完全不一樣。我想應該是有其他原因。」

小百合：「你體重有變輕？」

年輕人：「嗯，這兩個月大概瘦了十公斤左右。」

小百合：「你有刻意減重嗎？」

年輕人：「沒有，可是我吞嚥困難，每次吃東西時嘴巴都會痛。」

小百合：「我幫你檢查一下口腔如何？」

年輕人：「好。」

牙齒狀況不錯，沒有明顯蛀牙，不過牙齦發炎嚴重，尤其是前排牙齦，發炎的樣子有點奇怪，這讓我非常擔心。

小百合：「你的牙齦發炎得很嚴重，以前會這樣嗎？」

年輕人：「不會啊，這是最近才開始的。」

小百合：「有沒有流血？」
年輕人：「嗯，流很多。」

聽到這裡，我的鑑別診斷大概分為感染、牙周病和血癌這三大類。

詳細詢問其它問題後，我走出了診間。

學長：「你覺得呢？」
小百合：「學長，我覺得可能性很多，但是我最擔心的是血癌和ＨＩＶ。」
學長：「急診醫師有做愛滋病篩檢，不過，結果是陰性。」
小百合：「他最近有發燒，說不定是空窗期，要不要做個ＨＩＶ病毒量檢查。」
學長：「早就送檢驗了，結果明天會出來。那關於血癌的可能性呢？」
小百合：「我想看他的血液抹片以及完整血球數值。」
學長：「很好，你繼續追蹤一下，明天就能知道答案了。」

隔天，學長拿著報告和我一起走入病房。學長特別交代，要我閉緊嘴巴，好好觀察他如何傳達檢驗結果。

學長：「你現在感覺如何？」

年輕人：「還好。」

學長先握了握病人的手，然後坐在他身旁。「當初你來醫院的時候，我有跟你提過可能的疾病。今天早上化驗結果出來了，你的ＨＩＶ病毒量為四萬多，ＨＩＶ是陽性。」

學長就這樣單刀直入說出結果，毫不拖泥帶水。

年輕人聽到後完全愣住了，一瞬間彷彿時間凍結，完全沒有任何反應。學長就這樣靜靜等了幾分鐘，然後拍了拍年輕人的肩膀。

學長：「告訴我，你覺得ＨＩＶ是什麼？」

年輕人（小聲）：「……是一種無藥可救的病。」

學長：「錯，ＨＩＶ完全不是這樣的病。ＨＩＶ雖然是個需要長期治療的病，可是如果你有定期吃藥、持續回診追蹤的話，以現在的醫學水準，未來的生活品質跟一般人幾乎沒兩樣。」

年輕人：「……」

學長：「我想你一定還有很多問題。這樣好了，你慢慢整理問題，我晚點再回來查房如何？」

年輕人：「……嗯。」

學長離開前又握了握年輕人的手，「相信我的專業，千萬記得，這不是絕症！」

＊　＊　＊

學長：「你覺得如何？」
小百合：「我覺得……學長你很直接。」
學長：「拐彎抹角不是我的作風，扯越多只會讓病人越恐慌，多年經驗告訴我，這種事情說得越直接越好。」
小百合：「你不擔心病人一時承受不住嗎？」
學長：「怕有什麼用？他終究得知道啊！我們的工作就是要正確診斷、消除疑慮、積極治療。我一定會讓他重拾信心，積極配合治療的。」

看著學長查房的背影，有那麼一瞬間，我突然覺得學長好MAN，自己好渺小。

傳達噩耗的方式有很多種，或許不是每個病人都能接受這種方式。不過，說不定有一天我也能跟學長一樣準確且直接。

我就只是喝了一口巴拉刈而已

我小時候跟著爸媽住在台灣的醫院宿舍。或許是因為從小在醫院長大，成長過程中，我看到許多生老病死與悲歡離合。

老爸是個脾氣超好的醫師，無論何時都是笑嘻嘻的，就算偶爾在醫院碰到不順心的事，他也鮮少把負面情緒帶回家。某天晚上，他回到家顯得悶悶不樂，不管我怎麼逗他，他都笑不出來。老媽覺得有點奇怪，追問之下，他才緩緩說出在醫院發生的事情。

這則故事距今已經二十多年了，但如今我都還記得一清二楚。

＊　＊　＊

那天下午，我爸一如既往在醫院值班，而急診室則是一反常態地空無一人。正當他閒得發慌時，帶有一點稚氣的大學生走了進來。

「你好。那個……我要掛號看急診。」

「看急診啊？你哪裡不舒服？」我爸從診間探出頭來詢問。

「喉嚨有點痛。」

「嘴巴張開讓我看看。」一看之下，這才發現整個口腔都潰爛了，還呈現嚴重灼傷狀態，我爸直覺認定這是個不尋常的病例。「你到底喝了什麼？」

「我昨天晚上喝農藥自殺。」

「農藥？什麼農藥？你喝了多少？瓶子拿給我看！」我爸馬上變得緊張了起來。

「瓶子我沒帶來啦，但我就只有喝一口而已，而且馬上就吐出來了。」大學生伸伸舌頭一臉無辜，完全不知道事情的嚴重性。

「你現在要馬上住院，還有，我要通知你的家人。」

「我才不要見他們呢！」

「不行，他們現在一定要來！瓶子也要想辦法給我找出來！」

等待家屬的同時，我爸為他照X光片、打點滴、抽血、驗尿，同時準備用活性碳洗胃，並且在心中暗暗祈禱不要用到它。

在急診室一看報告結果，完了，居然是巴拉刈，頓時心涼了一半。

我爸走進診間，雙眼直視大學生：「你要有心理準備。」

不久後，一群哭哭啼啼的家人走進急診室，其中一名婦人手上握著一小罐農藥瓶，農藥還剩蠻多的，看起來像是只喝了一口而已。

「嗚，你怎麼這麼憨。醫師啊，你一定要救救我兒子啊！」婦人一把鼻涕一把眼淚，哭得肝腸寸斷。

「哼，都是你們的錯！再逼我啊！我死了大家就開心了吧！」大學生激動的說著，看起來霸氣十足。

「醫師，你一定要救救他啊！」

「好啊！現在你們滿意了吧？你們開心了吧！反正我死了對大家都好！」大學生越說越大聲，到後來居然還有點洋洋得意。

我爸則是一句話也說不出口。大學生只是鬧情緒自殺，事情過去了就沒事了，不過，大學生錯在不該喝下巴拉刈。在場的醫護人員都清楚明白，大學生只剩幾天的生命了。而我爸唯一能做的，就只有看著大學生帶著意識，慢慢地接近死亡。

大學生只有住院六天。

他前幾天意識清楚，也可以跟家屬對話。
不過第三天就開始喘了。
第四天肺部發現嚴重纖維化。
第六天病危，去了。

那短短六天，只記得大學生不斷重複著同一句話：「X的，我就只是喝了一口巴拉刈而已！」

是啊，就只是喝了一口巴拉刈而已。

當年我爸跟我說這故事的時候，表情凝重，跟他平常笑嘻嘻的模樣截然不同。

「聽好，有些錯你是絕對不能犯的。很多時候，人生沒有重來的機會，犯這種錯，就可能賠上你一輩子，還有你家人的一生。」

＊　＊　＊

寫下這個故事前，其實我想了很多。

一般來說，自殺的人分成兩種：第一種是死志甚堅的人，他們通常會採取比較極端（不太可能被救回）的方式，像是臥軌、舉槍自盡等等，希望一了百了離開一切紛擾。第二種則是想自殺，但想法沒有那麼強烈，或是怕痛，或只是想引起他人注意的人，這種人通常會選擇燒炭、吞安眠藥等比較不激烈的方式，因為他們不想痛苦地死去。

你覺得，醫院比較有可能救回哪種類型的自殺者呢？

我寫這篇文章的目的是希望能順利救回後者，希望第二種類型的自殺者可以想清楚，最重要的是，不論如何都不要選擇服農藥自殺。

什麼是悲劇？

悲劇就是第二種人誤用了第一種尋死方法，在臨死前深深懊悔，但仍只能痛苦的離去。很多時候，後悔也來不及了……

巴拉刈是「1,1'-dimethyl-4,4'-bipyridinium dichloride」的中文普通名稱，英文普通名稱則是「paraquat」，一般看起來是藍綠色溶液，在台灣廣泛地被農民用來除草。它經人體快速吸收後，會對肺臟和腎臟產生重大傷害，巴拉刈會在肺臟產生毒性的活性氧自由基，造成肺部不可逆的嚴重傷害，大部分病人無法恢復，最後因呼吸衰竭而死。

來源：內科學誌 2013：24：48-63 巴拉刈中毒的治療新進展 http://www.tsim.org.tw/journal/jour24-1/06.PDF

翻譯難為

門診的時候碰到一位只會說法語的老太太，因為語言不通，又找不到翻譯人員，於是請老太太的 **teenage** 小孫女幫忙翻譯一下。

小孫女的英語非常流利，清楚詳細地轉述老太太的症狀。不過，我發現小孫女並沒有把每一句話都翻譯出來，有時候老太太會劈哩啪啦說一大串話，可是小孫女只短短地翻成一句。

小百合：「謝謝妳幫我們翻譯。奶奶剛剛好像說了很多話耶，可以請她再說一次嗎？這次請妳把每一句話都翻譯出來，好嗎？」

小孫女點了點頭，表情有一點尷尬，眼神望向老太太。

老太太：「&*^@*^M?X<LWO@*^^!%#%@*@@（法語）」

小孫女：「我奶奶說，她昨天晚上開始胃痛，躺著的時候症狀比較明顯。」

老太太：「@#&^$^$&*^@*^M@@（法語）」

小孫女：「她吃了晚餐後，覺得有比較好一點。」

老太太：「%^&**&^$%^&*&*^@*^M?X<LW（法語）」

小孫女：「她還說她胃脹脹的，好像有很多氣在裡面。」

老太太：「**^!%!%#&*!#$!$*!$**&#$&#^@^@!（法語）」

小孫女：「唉呦，這句話我不想翻啦！」

小百合：「不行，這是很重要的資訊。妳一定要照實翻譯老奶奶說的每一句話。」

小孫女：「可是，她剛剛說的跟病情無關啦！」

小百合：「我明白，可是還是請妳完完整整翻譯每一句話。」

小孫女：「唉呦……」

小百合：「**Please~**」

小孫女：「……好吧。」

她深呼吸了一口氣，表情非常無奈。

小孫女：「我奶奶剛剛說，你的眼睛很漂亮，笑起來相當迷人……」

小百合：「……」

小孫女（無奈）：「你看，就跟你說無關了吧！」

妹妹，對不起，叔叔不應該逼妳的……都是我的錯……

新生兒加護病房的小 Baby

我們醫院的新生兒加護病房（NICU）跟一般病房不太一樣，別的不說，光是入口就砸下大成本，牆壁、天花板，甚至地板都畫滿了仿幾米風格的卡通人物。有些醫護人員也會入境隨俗，戴著可愛的帽子還有口罩看診。

NICU 是個很特別的地方，裡面大多是提早報到的小 baby，或是身體狀況較差的新生兒。這裡充滿希望、生氣勃勃，每個 baby 都努力地扭動著。有些早產的小 baby 真的超級無敵小，可能還不到我的手掌大小，非常淘氣可愛。這裡還有一個好玩的情況，如果一個小 baby 開始哭，旁邊的小 baby 也會順便意思意思哭一下，最後往往演變成小房間裡的眾多小 baby 同時狂哭，這畫面實在是無比搞笑，建議各位如果有機會的話，一定要來醫院參觀。

在茫茫人海中，不對，是小 baby 海中，我發現了一個不太一樣的嬰兒。

他躺在病房的角落，身上插著一堆管子還有靜脈注射線。一、二、三、四、五，乖乖，有三根塑膠管插入胸口，兩根細管插入脖子。

「學姊，這個小 baby 怎麼了啊？」好學如我，當然要趁主治醫師不在時提問，萬一之後主治醫師電我時才能瞎掰兩句，這叫未雨綢繆、防範未然。

「你不知道啊？菜鳥就是菜鳥，去看看他胸口管子流出的東西，告訴我那是什麼顏色。」

「管子流出……白色的液體？這是什麼東東？是 pus（膿）嗎？」

「學弟，上課太混了吧？pus 是這個樣子嗎？我問你，你身體裡有什麼液體是白色的？」

小百合知道的白色液體只有一個，可是說出來應該會被學姊告性騷擾。

「對不起，學姊，我不知道。」沒辦法，我是純情小百合，該有的矜持還是要有。

「乳糜液啦！」

「喔喔喔，原來這就是傳說中的乳糜液啊！」

「乳糜液」其實就是淋巴管裡流動的液體。我們吃完東西後，食物裡的脂肪會被身體吸收，經過膽汁乳化作用後，變成白色的「乳糜液」，這些液體會經胸管注入體內血液循環中。通常乳糜液流量每小時約 100 ml，日總量約兩公升。

「等等，乳糜液不是應該在淋巴管嗎？怎麼會在胸腔裡？」蠢問題二連發，反正主治醫師不在，趕緊多問幾題，一皮天下無難事。

「笨啊，這就叫做『乳糜胸』啦！baby 先天性發育畸形，乳糜液流動出了問題。簡單來說，本來應該流入血液循環的乳糜液通通跑去胸腔內了啦。」

「什麼？這樣不就不能呼吸了嗎？」

「是啊，所以才要插管子做穿刺引流，把多餘的液體排出來。」

「了解。那我們要怎麼治療？」學姊這麼行，一定有辦法的。

「一般來說，可以選擇開刀或用藥。可惜的是，baby 罹患的是非常少見的淋巴管發育畸形，目前的醫療水準沒有辦法幫他。」

「妳的意思是，baby 的胸腔會一直有白色的乳糜液流入，然後我們唯一能做的，就是插幾根管子到他胸內，將白色乳糜液引出體外？」

「沒錯。對了，另外每天還要灌兩公升的水和蛋白養分給他。」

「每天都要？如果不給會怎麼樣？」

「不給會死啊！笨蛋。」

「天啊，這也太慘了吧？每天這樣插啊灌的！完全沒有生活品質啊！」

「是挺慘的……」學姊語中透露出些許無奈。

仔細一看，這 baby 目前為止動也沒動，大概是虛弱地沒力氣吧，胸部插了那麼多管子，看得連我都痛了。

「救不了他，為何不乾脆讓他走？還是說媽媽不願意簽 DNR？」看著表情痛苦的 baby，我突然感到一陣鼻酸。

「我也不願意啊！學弟，我們根本找不到媽媽好嗎？baby 從住院到現在，她一次都沒來過。」

「什麼？那是誰送 baby 過來的。」

「好像是奶奶。baby 沒有爸爸。」

原來如此，醫院找不到媽媽簽 DNR，奶奶又沒權限做決定，醫院怕被告，所以只好讓 baby 苟延殘喘。「生不如死」應該就是用來形容 baby 現在的狀況吧！

面對沉默不語的我，學姊想了想，交代我。

「那……學弟，這病人就交給你照顧囉。」

從那天起，我的工作就變成每天定時抽乳糜液和打蛋白養分。這真是份令人氣憤的工作，明明無藥可救，卻得對著小 baby 的身體抽啊灌的，亂殘忍一把的。baby 的身體還那麼小，我每天卻得硬打一到二公升的液體到他體內，實在是太多了。

「baby 乖，忍一下，我知道很痛，加油喔。」

「baby 又是我，吃飯囉。」

「baby 對不起，今天還是我，不痛不痛，馬上就好。」

有時 baby 會張開眼睛，抓住我的食指，跟我打招呼；有時會翻個身，動動手腳。不過，更多時候，他是喘著氣，皺著嘴巴，辛苦地呼吸著。偶爾有那麼幾次，baby 會看著我笑，彷彿他知道我是誰。我則是會摸摸他的頭，做做鬼臉，逗逗他。一有空的時候，我就會到 baby 旁邊，跟他說說話。

* * *

NICU 的每個嬰兒都有媽媽陪伴，我想，baby 應該很寂寞吧。

下班之後的時間，則是努力地尋找 baby 的媽媽。

「妳好，我是小百合。妳的 baby 目前在我們醫院接受治療，聽到留言後請回電給我，謝謝。」

然而，一天天過去了，不管我們如何留言，媽媽始終沒有現身。baby 的身體狀態越來越差，乳糜液也越抽越多，表情也越來越痛苦。

某天早上，baby 胸腔細菌感染，引發敗血症，多重器官衰竭，離開人世。他走的那天，小小的身軀旁圍著一堆專科醫師和護理師，身上還插著一堆大大小小的管子。我們等不到 DNR，所以無論 baby 多麼痛苦或難以承受，我們都必須盡全力急救。

也就是說，該做的急救，我們全都做了……不該做的……我們也全都做了。

那天晚上，我和學姊拖著沉重的步伐，離開了 NICU。

據實以報的勇氣

下課後，我照慣例去醫院餐廳用餐，吃到一半時，一位中年婦女走了過來。

「請問你旁邊的位子有人坐嗎？」婦女突然發問。

「沒有喔，請坐。」

她看起來年約四十歲上下，舉止優雅。醫院餐廳的桌子不多，所以用餐時間幾乎都會跟其他人併桌，我不以為意，繼續專心吃飯。

「請問你是這裡的學生嗎？」她突然開口詢問。

「是的。」

「喔，這樣啊，我可以耽誤你幾分鐘嗎？」

「請問有什麼事嗎？」

「打擾你一下下就好，可以嗎？」

「這……好吧，妳說吧。」

「今天是我女兒的生日。」她停頓了一下，「如果她還活著的話，今年就滿二十歲了。」

我放下刀叉，驚訝地看著她，一時之間不知該說什麼。

她接著緩緩說出琳達的故事……

「琳達四歲那年得了癌症，醫師跟我說這是一種可以治癒的癌症，有九成的兒童都可以痊癒。我們選擇在這間醫院接受手術，希望她能健康出院。」

「琳達是個很聰明的孩子，即使手術非常辛苦，她也從來沒有鬧過脾氣，做切片時她都乖乖不動，讓醫師可以順利抽取樣本。」

「手術過後半年，她的病情突然惡化，醫師說癌症復發了，必須接受化療和放射線療法。」

「不管多麼辛苦，琳達都努力地配合療程。有一次她告訴醫師：『強森醫師，請為我做化療，我不怕痛，我想趕快把病治好。』不過，一個月後，癌細胞開始攻擊琳達體內的器官組織、骨頭還有免疫系統，琳達身上出了很多紅疹，腹瀉、嘔吐、疼痛。我們知道她的日子不多了，可是沒有人願意面對這個殘忍的事實，也沒有人願意跟她提起，畢竟琳達那時才五歲。」

「她的願望是騎腳踏車，但是她始終沒辦法出院。身體一天比一天虛弱，頭髮都掉光了，臉也消瘦了許多，肚子跟腿的水腫卻越來越嚴重。」

「有天晚上，她突然問我：『媽咪，我的病治不好了，對不對？』我不知道該怎麼回答，只好跟她說：『媽咪不知道，但媽咪會跟你一起努力下去。』」

「隔天，琳達抓著醫師的手，又問：『醫師，我會一直患有癌症嗎？』醫師遲疑了一下，點了點頭。」

「『那我會死嗎？』醫師看起來被嚇到了，他跟我一樣，給了琳達一個模糊的答案。」

「琳達嘆了口氣，說：『答應我，醫師，我要死的時候，請你一定要親口告訴我。』」

「琳達走的那天，她喘得很辛苦。『媽媽，我好痛，我可以放手嗎？我真的好累。』我抱著她，跟她說媽媽不希望看到琳達這麼辛苦。」

「『那如果我走了，妳會好好照顧自己嗎？』我跟她說，媽媽會好好照顧自己，請她不用擔心。」

「『那我在天堂還可以跟你聊天嗎？』我說，我想可以的，可能不是像現在一樣聊天，而是用另一種方式，用心來聊天。」

「『媽媽，我想是時候了，我知道是時候了……我只是不明白，不明白為什麼強森醫師不來跟我說？他答應過要親自跟我說的。』」

說到這裡，女人開始失聲痛哭。

「這麼多年過去了，我一直很後悔沒有親口告訴她，也沒有要求醫師告訴她。其實琳達一直在等我們跟她說，她早就準備好了！」

她擦了擦眼淚，哽咽著說下去。

「我們天真地想保護孩子，自以為是地剝奪她知道生死的權利，殊不知到最後反而傷了孩子。說到底，我們只是沒有勇氣說出實話。琳達早就知道了，可是卻是帶著遺憾走的，她到最後一刻，都還在等著我們。」

「有一天，你也會碰到像琳達一樣年紀的癌末病人。如果他問你相同問題，到時候，我希望你可以鼓起勇氣告訴他實話，讓他安心離開。」

* * *

兒童心理學研究指出，癌末病童大部分都知道自己不久於人世，孩子對生死的理解比我們所猜想的還多。有些孩子刻意不問醫師關於「生死」的問題，主要原因只是怕父母難過，可是這並不代表他們不想知道真相。

「如何傳達死亡訊息」是非常困難的課題。有時對病人來說，從醫師口中得知，是種解脫。

後記

這位媽媽當天是來醫院做產檢，琳達過世多年後，她鼓起勇氣，再度懷孕。她先生一開始非常反對，因為怕孩子萬一有個三長兩短，自己會無法承受另一個打擊。不過，後來終於被太太打動。媽媽懷了一個男寶寶。

Happy Birthday to You

我們醫院的神經內科算是美國數一數二的中風中心，除了專精罕見疾病的治療以外，對於中風的各種緊急處理也具一定水準。

美國中風協會對於中風中心的定義非常嚴格，若沒有最高水準的醫療設備、24/7（整天而且每天）待命的中風醫療小組，或是沒有專精於中風治療的加護病房的話，將無法通過認證。不過，一旦通過認證，鄰近醫院的中風病人將會優先送到中心治療，其他醫院若遇到棘手的狀況，也會建議病人轉診到我們醫院。

雖然我只是個菜鳥醫學生，不過因為在大型醫學中心實習，幾乎每天都會看到各種急性腦中風的病人。來這裡住院的病人都有一定程度的大腦損傷，雖然偶爾有幾位能恢復到正常狀態，不過大多數病人都沒辦法百分之百完全復原。

腦中風是個很特別的病，它的病理說起來簡單，但卻極難處理。中風病人可分為栓塞性和出血性這兩大類。遇到栓塞性中風的病人，最重要的是把握「黃金三小時」完成緊急處置，醫師得想辦法恢復阻塞血管灌流，減少缺血區域損傷範圍。

這一切，分秒必爭，任何延遲都有可能造成難以彌補的遺憾……

簡單來說，病人能否復原，在前幾個小時就可以看出端倪，因為時間一旦拖久了，大腦所受到的損傷是不可逆的。

「學姊，身為神經科醫師，為什麼妳總是充滿熱誠？」

「怎麼了？」

「這幾天看到的病人狀況都不太好，許多人失去了行動能力，半身不遂，有些連話都說不清楚。」

「是啊。」

「如果他們能早點來醫院可能還有解，不過現在這個樣子，我們好像不管做什麼都沒有用……」

「話不能這麼說，他們有可能二度中風，我們要小心預防這些情況。」

「我知道，可是，我們沒有辦法讓受傷的大腦復原，對吧？」

「嗯，的確沒辦法。」

「妳難道不會因此感到無力嗎？病人只是因為中風就變成完全無法自理的情況，每天除了告訴他們『持續復健』以外，我們還能做什麼呢？」

「這個問題問得很好！」學姊想了一下，「我看這樣好了，三〇六號房的病人就交給你了。」

＊　＊　＊

進病房前，我仔細讀了病歷。病人叫做露比，是一位五十多歲的中年女性，她的故事跟大多數病人一樣，某天左手感覺使不出力，接著就跌落在地站不起來了。不過，露比的運氣不算太差，發病的時候剛好身旁有人，在幾乎沒有延誤的情況下被送來醫院。

急診室醫師懷疑是急性腦中風，問完病史後立刻做了緊急腦部斷層檢查，再聯絡神經內科後確定診斷，短短的一個多小時內，露比就被施打了血栓溶解劑。

露比的狀況一開始有稍微好轉，不過人算不如天算，她的狀況在隔天早上迅速惡化。我們發現之前的「栓塞性」中風轉換成「出血性」中風，由於出血範圍不大，神經外科覺得暫且不用開刀，建議觀察幾天之後再評估。

「妳好，我是小百合，我是負責照顧妳的醫學生。」

露比躺在病床上，看起來很虛弱，她的右半臉垮了下來，身體也不太能動，不過還是勉強向我擠出了一個微笑。

「我想問妳一些問題，可以嗎？」

露比向我眨了眨眼睛，沒有說話。

「妳知道妳在哪裡嘛？」

露比點了點頭，用手指了一旁醫院的廣告牌。

嗯，看來她知道自己在醫院。

「妳知道今天是幾月幾號嗎？」

露比看了我一眼，用左手比了個「六」，然後再比了個「五」。

很好，六月五日，正確答案。

「可以請妳從一念到十嗎？」

露比搖了搖頭，沒有發出任何聲音。

「可以請妳說『啊』嗎？或是可以試試看發出其他聲音嗎？」

露比張開了嘴，嘴唇動了一下，不過沒有任何聲音。她搖了搖頭，看起來有點失落。

「沒有關係，妳做得很好。接下來我想測試一下妳的肌肉神經反應，請把雙手舉起來……」

＊　＊　＊

做完一連串檢查後，我回到值班室向學姊報告。

「病人意識清楚，不過就跟病歷上說的一樣，完全喪失了說話能力。她的左手和左腳虛弱無力，右手和右腳則是完全無法動彈，右臉下垂，症狀是很典型的左大腦中動脈中風。」

「嗯，狀況有穩定下來嗎？」

「目前還可以，生命徵象挺正常的。不過昨天發現有出血型中風，我想還是要持續觀察。」

「你覺得她一開始為什麼會中風？」

「我也覺得很奇怪。她的年紀不算大，又沒有明顯的心血管疾病病史，會不會是有某些遺傳性疾病？」

「我也是這麼想，我剛剛聯絡到她的家庭醫師。他說露比沒有任何血液方面的病史，不過她在去年底被診斷出末期卵巢癌。」

「卵巢癌？這不是造成凝固性過高的危險因子之一嗎？」

「沒錯，我認為她的血栓是癌症引起的。」

「她的家庭醫師有沒有計畫讓她接受化療？」

「目前沒有。末期卵巢癌是很難治療的⋯⋯」

「如果病人有癌症造成的血栓，但是現在又不打算治療癌症，這樣她不是很有可能再度中風？」

「是啊，可能性很大，應該說，非常大！」

「那我們是不是該給她一些抗凝血劑？」

「我也想啊，不過她現在大腦在出血，抗凝血劑會造成大量腦出血。」

「……我們是不是應該跟她的家人討論一下？她的病情這麼嚴重，可能時間所剩不多了。」

「聽說她沒有家人，一直是一個人過活。」

「我們該怎麼辦？讓她一直在醫院待著，直到再度中風？」

「我也不知道，希望她的情況會好轉。如果變好的話，我們或許可以把她轉到復健科接受復健。」

「如果沒有的話呢？」

「那這應該會是她最後一次住院……」

* * *

掌握露比的病情後，我每天都會花不少時間陪她，或許是因為她是我的第一位腦中風病人，我非常希望她能好轉，哪怕只有一點點也好。

「露比，可以請妳說『啊』嗎？」「露比，可以請妳舉起右手嗎？」「露比，可以請妳用手比出一到十嗎？」

一個多星期就這樣過去了，不管我和學姊多麼努力，露比的狀況完全沒有進步。

＊　＊　＊

神內實習的最後一天，我去向露比道別。學姊對她的情況感到不太樂觀，除了持續觀察以外，也沒有其他適合的治療方案。

「露比，今天是我實習的最後一天，我想和你說聲 good bye。」

露比動了動嘴巴，還是沒有任何聲音。

「我看了妳的病歷，我知道妳的生日是下個星期喔～」

露比笑了笑，握了握我的手。

「我希望在離開前為妳唱一首生日快樂歌，妳覺得如何？」

露比看起來很開心，點了點頭。

「那我唱了喔，唱不好不可以嘲笑我！一、二、三……Happy birthday to

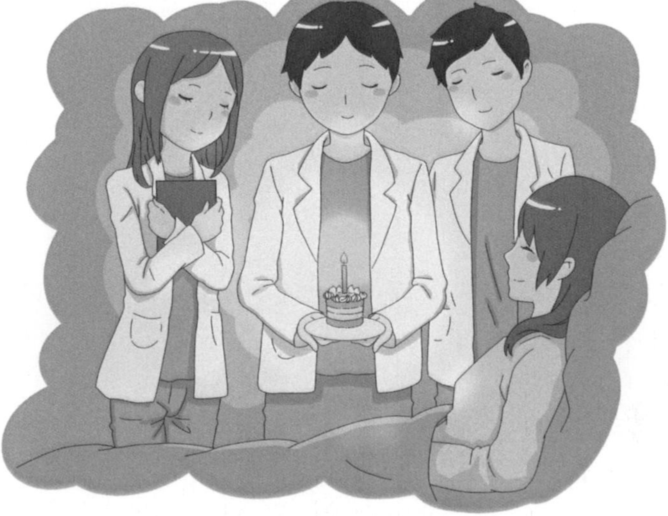

you……Happy birthday to you……」我牽著露比的手，一個人唱了起來。我沒有在病房裡唱歌的經驗，原本以為會很尷尬，不過開始之後覺得挺自然的。

「Happy birthday to dear 露比……來，最後一句，我們一起唱～」

我停了一下，握緊露比的手，「Happy birthday……」

這時，我聽到了露比奇蹟般地接了下去，「To ME～～～」

* * *

「學姊，露比最後去了哪裡？」一個多月後，我在醫院餐廳遇到學姊，問起露比的病情。

「我們安排她到復健病房，目前應該不用把她送去安寧病房。」
「所以說，她或許有機會可以出院，對吧？」
「沒錯！」
「學姊，我想我明白妳為什麼總是充滿熱誠了！」
「喔，說來聽聽？」
「在病人最無助的時候，給他們一個繼續努力的希望，這不就是我們該做的事情嗎？」

跨出急救的第一步

醫院裡最菜的是M3醫學生，穿著短白袍（短到會露出屁股的那種外衣）。第二菜是M4醫學生，依然是穿著短白袍。醫學生畢業並且通過執照考後，可稱做「醫師」，穿的是一般的長白袍。

不過，這些「醫師」還要再經過三到六年的「住院醫師訓練」，之後才可以開始執業。各科所需的訓練時間都不太一樣，小兒科是三年、神經科是四年、腦神經外科則是七年。住院醫師訓練第一年叫做Intern（有時候又稱R1）；住院醫師訓練第二年叫做R2（以此類推），最後一年則叫做總醫師。總醫師後就是主治醫師，主治醫師的經驗、醫術、智能、體力都是超強超威，反正就是已經打通任督二脈，可以獨當一面的強者。

醫院裡最辛苦的是Intern，因為他們是菜鳥醫師，所有跟病人有關的雜事都歸他們處理，像是寫醫囑、巡房、幫難搞的病人抽血、推病人去照X光片等等雜事。值班時如果碰到複雜一點的狀況，會向R2、R3或總醫師報告，如果連總醫師也處理不了的話，才會向主治醫師求救。

醫院裡地位最低的是M3，因為M3醫學生什麼都不會，不僅動作慢而且事事還要人教，礙手礙腳，所以很多Intern都不喜歡身邊跟著醫學生。

我在內科當M3醫學生時，遇到一位非常特別的Intern學姊，她除了對人十分有耐心以外，同時也是哈佛醫學院加上牛津大學生物博士的畢業生。學姊智商高、能力強、為人謙虛有禮，對我來說，她是位「天才中的天才、醫師中的醫師」，最重要的是，學姊教了我一件課本上學不到的事。

* * *

有天晚上輪到我跟提姆值班，巡完房後我們按照慣例在值班室打屁聊天，聊到一半突然聽到廣播：「Code blue, code blue. 一〇三房病人心跳停止。Code blue, code blue……」

廣播還未完，值班室的醫師全都衝了出去，我跟提姆愣了一下，面面相覷。

小百合：「一般病床 code blue……很少見耶，我們要去嗎？」
提姆：「不知道耶，不過感覺那邊應該會聚集很多人吧！」
小百合：「我們什麼都不會，擠在那裡不太好，對吧？」
提姆：「嗯……不過，只是去看看而已，應該沒關係吧！」

快步走到一〇三病房時，果不其然，病房擠滿了醫師和護理師，急救場面有點混亂，其他 M3 醫學生則是安靜地站在門口，嚴守著「閃開，讓專業的來」的口訣，在一旁乖乖待命。我跟提姆也自然地走到其他醫學生後面，伸長脖子往病房裡瞧。這時候，病房裡衝出了一個熟悉的身影，一把抓住我的手！

「小百合，你在發什麼呆，給我進來！」

原來 Intern 學姊也在裡面急救！大腦還沒反應過來，我人已經在病房裡了。

映入眼簾的是不省人事、沒有呼吸心跳的病人、忙著上藥的護理師、冷靜判讀心電圖的主治醫師，還有持續做著 CPR 的住院醫師，每個人動作迅速、各司其職，只有我一個人手足無措，顯得格格不入，深怕一不小心造成無法挽回的失誤。

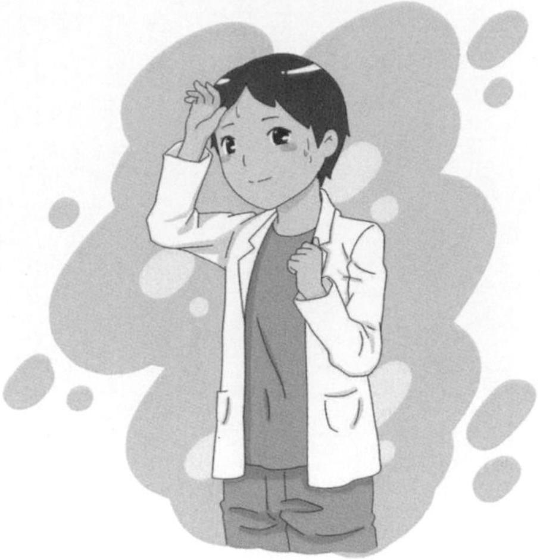

病人隨時可能死去，沉重的壓力逼得我快喘不過氣來。

學姊：「你還發什麼呆！趕快給我站過來！」

學姊這麼一吼，我才回過神來跑到學姊身旁。

學姊：「快，隨時準備接手，你來壓胸。」

小百合：「什麼？學姊我……」

學姊：「少廢話，準備好，Ready……一、二、三，換手！」

就這樣，我在毫無準備之下，完成人生中的第一場急救。

＊　＊　＊

學姊：「怎麼樣？感覺如何？」

小百合：「不知道……腦中一片空白。現在只覺得累爆了。」

學姊：「哈哈哈，大家都是這樣。不過病人能被救回來真的太好了！」

小百合：「是啊，多虧有妳，超酷的！」

學姊：「你也很酷啊，要有勇氣才能在第一線急救喔！」

小百合：「唉啊，要不是妳，我才不敢進去呢！」

學姊：「你還好意思說！我跟你說，你如果一直這樣怕東怕西，是學不到東西的。你看看那些站在門口的醫學生，他們今天學到了什麼？NOTHING！什麼都沒學到！下次 code blue 時，我跟你打賭，他們還是不敢進來！」學姊說著說著，臉垮了下來，看起來有點生氣。

小百合：「妳也不能這麼說啦！他們也想進來幫忙，只是不知道該怎麼做。」

學姊：「不知道才更要進來學啊！」

小百合：「可是，什麼都不會，萬一出錯怎麼辦？人命關天耶！」

學姊：「你是在俗辣什麼！病人心跳已經停止了，情況不可能變得更糟了吧？」

小百合：「……妳要這樣說也沒錯啦。」

學姊：「況且，現在不管你犯什麼錯，都有學長姊罩你，可是以後換你當 Intern 時，誰幫你呢？缺乏實戰經驗的醫師是派不上用場的！沒勇氣跨出第一步的醫師，根本沒資格救人！」

學姊這一番話，當真一語驚醒夢中人。

學姊！我向妳保證！下次 code blue 時，我一定會第一個衝去幫忙，就算心裡怕個半死也一樣！

美國醫師笑話 I

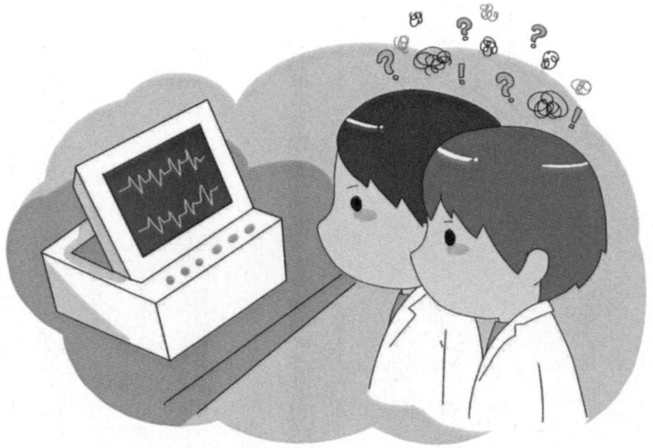

What do you call two medical students looking at an EKG?
兩個醫學生一起看心電圖叫作什麼？

A double blind study
雙盲研究。

厭食症悲歌

坐在我面前的是一名十七歲白人女孩，她打扮得時髦、亮麗，原本應該是個漂亮的女生。

為什麼說「原本」？

因為，她跟其他女生不太一樣。

她身高一百六十公分，體重卻只有三十三公斤。她雙頰凹陷，鎖骨突出，臉色蒼白，髮量稀少，瘦到全身除了骨頭外只剩薄薄的一層皮。

「妳好，我是小百合。今天由我來負責詢問妳的病史，之後會跟主治醫師報告，這樣可以嗎？」

「好。」她平靜的說，眼神黯淡無光。

「請問妳今天為什麼來這裡看診？」

「我昨晚昏倒了，急診醫師把我救回來。他說我有神經性厭食症，並且建議我來這裡治療。」

「從什麼時候開始的呢？」

「兩年前吧，一開始是覺得自己胖，所以嘗試減肥。每天只吃蔬菜、水果、沙拉，其他食物一概不碰，跟一般高中女生差不多。」

「然後呢？」

「然後，一切都變了。我被男朋友甩了，我爸跟我媽鬧離婚，學校課業也出了問題，人生過得一團亂，我發現我沒有辦法控制任何事情，好像活在漩渦中，任人擺布。直到某天，我突然發現我可以控制我的體重，這給我帶來一種安定感，好像還有一些是我可以控制的。」

「所以妳開始節食？」

「一開始是不吃晚餐，之後午餐也不吃了。同時我開始大量運動，每天都會跑兩公里。漸漸的，我開始享受減重的過程。每次看到體重計的數字往下掉，我就會很有成就感，彷彿人生的所有問題都被解決了。我對家人和朋友也失去了興趣，除了食物和卡路里以外的事情我都不在意，上課時都在想著等下要吃什麼才不會發胖。」

「妳不會餓嗎？」

「當然會餓啊，我每天都想要大吃，可是我怕胖。如果忍不住吃太多，我會馬上到廁所催吐。對我來說，節食是我唯一可以控制的事情，如果我連這也辦不到，我想我大概會瘋掉。」

「妳是怎麼催吐的？」

「吃完食物後用食指挖喉嚨啊，不然還能怎麼做？」

「可以把嘴巴張開讓我檢查一下嗎？」

「嗯。」

仔細檢查一下，嗯，牙齒被胃酸侵蝕得差不多了，變得尖尖的，有點像狗狗的牙齒。琺瑯質顏色也變得暗沉、透明。口腔黏膜纖維化，腮腺腫大導致臉頰看起來不太對稱。她聲音沙啞，說不定聲帶也被胃酸灼傷了。

「妳一天大概吃多少東西？」

「每天都不一樣，但是絕對不會超過七百大卡，有時我可以控制在五百卡大內。」

「妳覺得妳現在的體重正常嗎？」

「拜託，覺得正常的話我就不會來看病了。」

「那妳有接受過治療嗎？」

「我有試過多吃一點，不過胃口縮小後變得很難進食。一看到食物我就想吐，現在就算想吃也吃不下。我覺得我快不行了，身體越來越虛弱、疲憊、憂鬱，生理期也已經一年多沒來了……急診醫師說這樣下去我會活活餓死。」

「我知道了，我跟主治醫師報告後，再跟妳討論治療方案。」

一般人或許不清楚，不過，神經性厭食症是一種死亡率很高的精神疾病。有10％～20％的患者會死於營養不良、免疫系統失調、電解質失衡以及器官衰竭的併發症。恐怖的是，即使體重恢復到正常範圍內，還是有40％～70％的機率在一年內復發。

「我們要馬上安排妳住院，因為妳的狀況不太樂觀。妳第一天要吃至少一千兩百大卡的熱量，之後逐日增加五百大卡，直到一天能攝取四千大卡為止。等妳體重超過五十公斤的時候，我們會再評估妳的身體狀況。」

「好吧，我會努力的。」

＊　＊　＊

我真的沒想到吃飯竟然可以吃得這麼辛苦。她每一小口食物大約要花十分鐘咀嚼，十分鐘吞嚥，然後二十分鐘乾嘔。這是一種病態性的乾嘔，身體完全不受控制，然後不斷重複這個循環。

即使如此，她還是一把鼻涕一把眼淚的努力著。

「妳還好吧？」這真是一種折磨。

「小百合，」女孩突然抬頭看著我，「你最討厭吃什麼？」

「茄子吧，芋頭也不太喜歡。」

「跟排泄物比起來呢？」

「當然是排泄物比較噁心啊！」

「你知道嗎，我現在吃的每一口，都好像是在吃大便一樣。」

女孩擦擦嘴。吃了一個多小時，她只勉強吃完三成食物。

「怎麼辦，我吃不下了……」她看了看盤中的食物，嘆了口氣。眼淚簌簌地落在盤子上。

「我真的不想死啊……」

開不了口

我們學校精神科對醫學生的訓練，除了傳統的課程以外，教授還規定學生每個星期要去醫院面試各種患者，而且每次的 case 都不一樣。我們通常會以八到十個同學為一組，然後選其中一個同學當「student doctor」來發問，其他人則在一旁旁聽、抄筆記，之後整理出一篇診斷報告供教授評分。

你想想，「student doctor」的壓力有多大啊！因為這不只是你一個人的考驗，而是會影響到全組，萬一你問錯問題，很可能會讓全組同學搞錯方向，最後大家一起死當。

面試的第一個病人是典型的雙極性精神失調病人，他在躁鬱症發作的時候入院，症狀為亢奮、自以為是、情緒激動、活動力增加、思想靈活及精力充沛等，負責面試的女同學表現良好，每個同學輕鬆愉快地寫報告。

第二個病人是精神分裂症患者，除了幻聽以外，他還覺得自己是外星人派來的間諜，來美國的目的是為了救出某高級大廈裡的外星人同胞，他因為行為詭異被警察發現並強制送醫。病人說得口沫橫飛、精神抖擻，不過言談內容缺乏組織，常常牛頭不對馬嘴。碰到這種病人也挺好玩的，寫報告的時候就像是在寫科幻小說。

可能因為前幾個病人都很好相處，大家不禁開始期待下一位病人。當我們走進病房，看到一位年約四十歲的中年男子，有著很深的抬頭紋。西裝筆挺，散發著商務人士的氣質。而這次，換我擔任「student doctor」。

「你好，我們是醫學院的學生，我是小百合，請問方便打擾你一下嗎？」

「嗯。」

「不知道主治醫師有沒有和你提過今天的面試課？」

「有，他有提過。你們既然來了就發問吧！」

「謝謝，今天由我一個人來面試，其他學生只會在一旁做筆記。請不用擔心，你的名字、工作地點等任何可以識別出『你』的個人資料，我們都會保密。」

「好。」西裝男點了點頭，面無表情。

「請問你今天為什麼會來醫院？」

「我是來做ＥＣＴ（電痙攣療法）的。」

ＥＣＴ？那不是電影中常看到的裝備嗎？印象中是先把病人全身麻醉並施打肌肉鬆弛劑，之後把電擊器放置在頭部兩側，電流通過雙側大腦顳葉達到療效。電影裡的男主角每次都演得痛苦萬分，不過這其實算是誤導，因為現實生活中，病人是不會痛的。

「請問你為什麼要做ＥＣＴ呢？」

「我有憂鬱症。」

喔，原來是憂鬱症啊！聽到這個診斷之後，心中的大石算是放了下來。對菜鳥來說，診斷是最難的一步，知道答案以後，只要按照課本問一些基本問題，這個病例就算是結束了，報告包準能過關。

憂鬱症主要要問的有發病時間、原因、症狀、病史等，另外還要詢問「自殺」的可能性。在美國，估計約九成的自殺者都患有憂鬱症或是其他精神疾病，「如何防範自殺」便是精神科的重大課題。若在精神科門診遇到憂鬱症病患，一定要詳細評估自殺風險，必要時可以強制病人住院，畢竟能救一命是一命。

找到方向後，我找機會問重點問題，「你什麼時候被診斷出憂鬱症的呢？」

「去年底。」
「有什麼症狀？」
「我每天都沒精神、很累、食慾不振、失眠，任何事情都無法引起我的興趣。」

OK，典型的憂鬱症。

「請問你結婚了嗎？有小孩嗎？」
「結婚了，有兩個小孩，一個男生八歲，一個女生五歲。我非常愛他們。」

聽起來家庭和諧，看來不是家庭因素。

「請問你在哪裡工作？」
「我在某知名公司上班，打拼多年最近升官當上了主任。」
「恭喜你。」
「謝謝。」

嗯，工作也順利，他的人生聽起來一帆風順，我有點不明白憂鬱症的肇因。

「你跟家人的互動如何？」
「以前很好，不過發病之後，我現在搬出去一個人住。」
「為什麼？家人的支持是病情康復相當重要的一環啊！」
「我知道，不過這是我自己的選擇，是個很痛苦的決定。」

把自己孤立起來不是件好事，說不定他有其他苦衷，看來我得多問問其他問題。

「家人有憂鬱症或是其他精神疾病的病史嗎？」
「我哥，他去年被診斷出亨丁頓舞蹈症（Huntington's disease）。」
「亨丁頓舞蹈症？是那個基因疾病嗎？」
「嗯……」

亨丁頓舞蹈症是一種遺傳所造成的腦部退化疾病，病發時病人會無法控制身體，四肢會不由自主晃動，就像手舞足蹈一樣，所以又稱「舞蹈症」。患者會慢慢失去智能及運動能力，最後因吞嚥、呼吸困難等原因而死亡。

亨丁頓舞蹈症是體染色體顯性遺傳，簡單來說，患者有50％的機會遺傳疾病給下一代。病理是第四對染色體裡面的HTT gene之中的CAG重複數量。正常人

CAG總量「小於二十六」，可是如果CAG總量達到「大於四十」的話，發病率基本上是百分之百。亨丁頓舞蹈症目前無藥可治，藥物僅能減緩，可是無法中止腦部的退化。亨丁頓舞蹈症還有一個特殊的特徵，在基因醫學中稱為「預期現象」（anticipation），也就是下一代會比這一代更早出現疾病症狀，病徵往往也會越嚴重。

「請問你有去做亨丁頓舞蹈症的基因測試嗎？」

「嗯，我的CAG總量是四十五……」

接下來又一陣沉默。

我發現我無法開口繼續發問，因為我完全明白他的想法。在人生顛峰突然被告知患有不治之症，除了無奈以外還能怎麼辦呢？每天活在發病的恐懼中，也擔心病情會拖垮深愛的家人，他應該就是因為這樣才搬出去一個人住吧！

「你覺得你的憂鬱症跟亨丁頓舞蹈症的診斷有關嗎？」

「我想是的。」

「一個人住還適應嗎？家人的支持對許多病患來說是無比重要的。」

「我做不到，我無法面對我的孩子，一想到他們有可能得到相同的疾病，我就快崩潰了。我也無法面對我太太，原來我沒辦法帶給她幸福。」

他說完就把臉埋進雙手，「我真的不明白，為什麼是我？」

我拼命地想說些安慰的話，可是我一句話都擠不出來，因為我實在沒辦法隨口說兩句空話鼓勵他。對我來說，聽起來只會像是嘲弄。這時，在一旁的教授清了清喉嚨，暗示面試時間到了，要我趕緊問重點問題。我想了一下，走到他面前，給了他一個擁抱。

＊　＊　＊

「小百合，你沒有問他自殺的問題耶？」寫報告時，同學轉過頭來問我。

「我知道。」

「知道你還不問？」

「因為……我開不了口。」

原來，在現實生活裡，有些問題是如此難以啟齒。

原來，遇到絕症患者，我並不是每次都可以保持專業。

醫學這條路不僅需要無比的智慧，也需要一顆體貼病人的心。

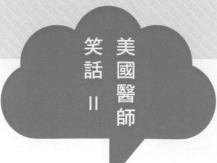

美國醫師笑話 II

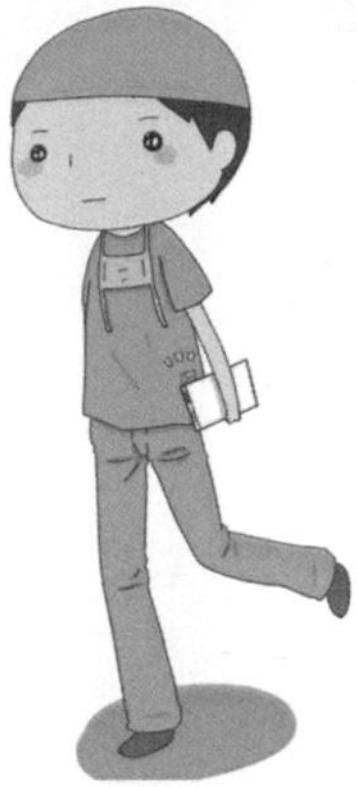

How do you hide a $100 dollar bill from a general surgeon?
你要如何從一般外科醫師那裡把 100 元鈔票藏起來？

Just put it in the patient's notes.
放在病人的病歷裡就好了。

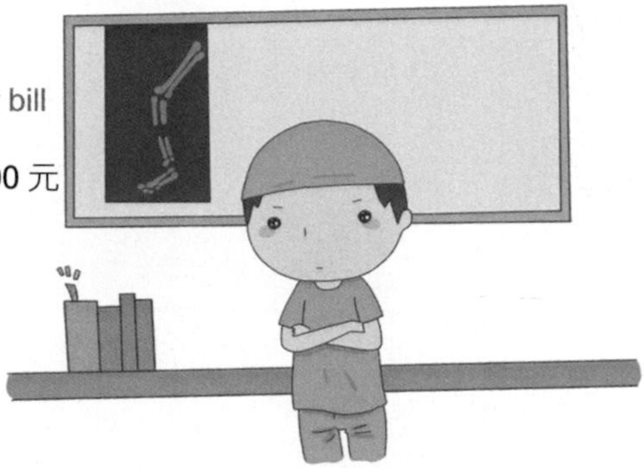

How do you hide a $100 dollar bill from an orthopedic surgeon?
你要如何從骨科醫師那裡把 100 元鈔票藏起來？

Just put it in a textbook.
放在醫學課本裡面就好了。

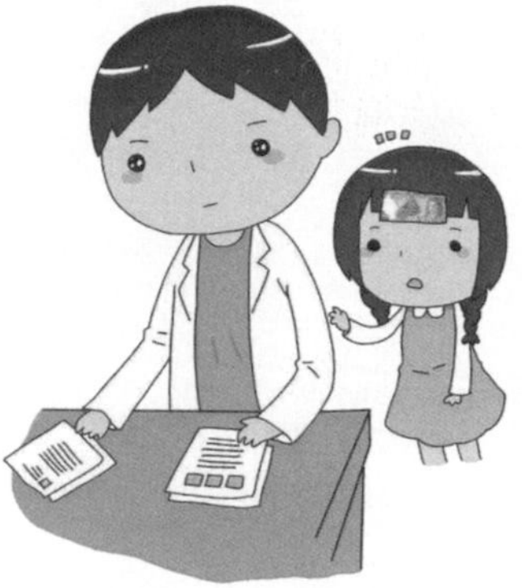

How do you hide a $100 bill from a neurosurgeon?
你要如何從神經外科醫師那裡把 100 元鈔票藏起來？

Just paste it to his kid's forehead. He will never see it.
黏在他小孩的額頭上。他絕對不會發現的。

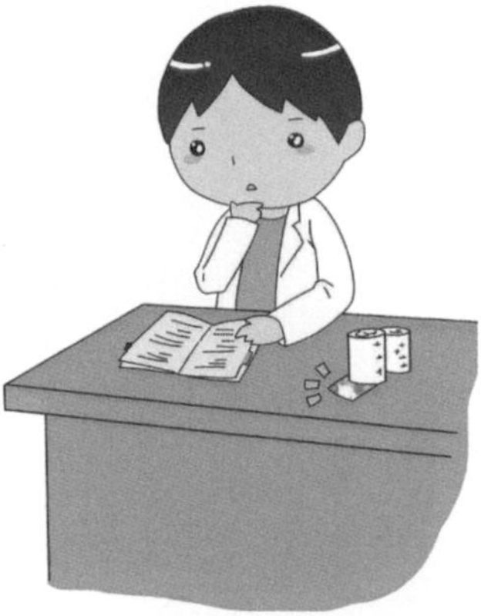

How do you hide a $100 from an internist?
你要如何從內科醫師那裡把 100 元鈔票藏起來？

Easy, just put it under a dressing.
很簡單，放在繃帶下。

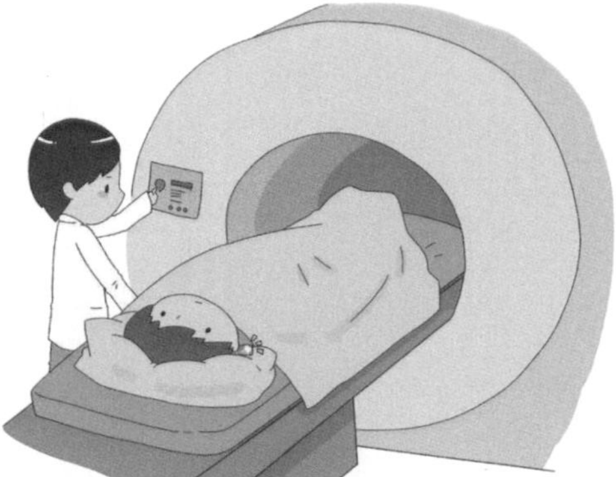

How do you hide a $100 from a radiologist?
你要如何從放射科醫師那裡把 100 元鈔票藏起來？

Put it on the patient.
放在病人身上。

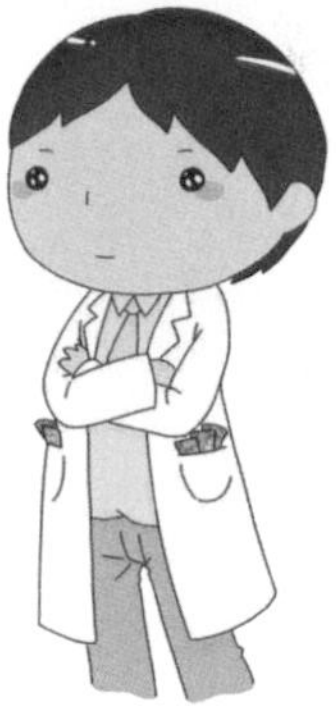

How do you hide a $100 dollar bill from a plastic surgeon?
你要如何從整形醫師那裡把 100 元鈔票藏起來？

It's a trick question. You can't.
不好意思，辦不到！

萬聖節的領悟

這個月只能用兩個字總結：好累。

外科真不是人幹的！每天查房、開刀、查房、寫病歷、查房、做報告、查房、抽血、查房、急救、查房……時間永遠不夠，睡眠永遠不足。而且我還是醫學生，每天除了上述的例行事務之外，還要擠出時間準備醫師國考。

今天是萬聖節，教授決定放我們一馬，讓我們去其他專科「觀摩學習」，看完手術之後就可以自修，下午五點準時放我們回家。碰到這種難得的機會，大家約好今晚一同狂歡，給自己放個假。

＊　＊　＊

早上跟肯恩一起被分到肝膽外科實習，跟了幾台大刀，看到傳說中的「神醫」執刀，獲益良多。

下午兩點左右，手術結束，我和肯恩分別找了一個安靜的角落讀書。才開始K書沒多久，手機傳來簡訊。「你現在有空吧？六樓病床這裡很忙，立刻過來。」

我看了肯恩一眼，他好像沒有收到簡訊。我不知道是誰傳給我的，只好趕緊放下手邊的教科書準備衝到六樓。

才剛動身，簡訊又來了。「我是實習醫生曼哈，三〇二床的病人要照電腦斷層掃描，幫我搞定。」

實習醫生（Intern）是醫學院剛畢業的菜鳥醫師，雖然有醫師執照，不過基本上跟醫學生差不多（尤其在這個時間點，他們才剛畢業沒幾個月）。我們醫院有個不成文的規定，R3以上負責教醫學生，R2負責帶R1，Intern負責處理大大小小的雜事。因為醫學生在醫院的工作是「學習」，所以平常沒時間教學的Intern不太會管到醫學生。R3分配工作的時候也會特別把「有趣」的case排給醫學生，畢竟學生本來就應該多學習，沒有「教學意義」的工作通常會丟給Intern。

所以，當我聽到曼哈對我提出這要求時，感到有點驚訝。Intern要分配工作給醫學生不是不可以，不過要求醫學生把病人推去照電腦斷層掃描，這是很少見的。

花了半小時（放射科很遠）做完曼哈交代的工作後，簡訊又來了。「去三樓看柯爾先生，然後寫住院報告。」「去七樓幫一二〇床的病人拔尿管。」「有空順便讓五樓的波恩女士下床走走。」「幫我跟負責一四四床的護理師確認一下醫囑。」

一連串的命令讓我忙得暈頭轉向，奇怪的是，這段期間我完全沒見到曼哈，他沒有教我任何東西，只是不斷丟給我一堆雜事，就像是曼哈把自己不想做的煩人工作全都丟給我一樣。

我明明是被分配來「觀摩學習」的，這些病人我從來都沒接觸過。為什麼不能讓我去開刀房觀摩其他手術？或是讓我自修呢？

一看錶，晚上七點多了，看來沒辦法參加派對了。嘆了一口氣，簡訊又來了。「四樓的病人四小時前開完刀，去做個理學檢查，順便寫住院報告。」

過分！

這個病人是你負責的，術前評估是你做的，刀也是你的小組開的！我完全沒見過他，以後也不會照顧他，為什麼要我幫你寫這些東西？我無奈地翻出病歷，下樓去看病人。

做完檢查後，病人突然對我說：「你以後會是個好醫師。」

「啊？為什麼？」

「你對病人非常有耐心，檢查也非常仔細，不像其他醫師問兩句話就走了。你的態度讓我很放心……」

「唉啊～我只是個學生啦，不像其他實習醫生那麼忙。」

「我能感覺到你有仔細讀過我的病歷，你問的問題非常到位，病情也解釋得非常清楚，希望你可以繼續保持下去。」

「謝謝！」

「我知道你是學生，大家都想出去玩，而你卻願意留下來跟我說話，我很開心。」

＊　＊　＊

寫完病歷報告後，時間已經快九點了，我一個人走到餐廳吃晚餐。餐廳客人幾乎都是小朋友，有人扮演殭屍，有人扮吸血鬼，還有人扮歐巴馬……每個人手上拿著一桶桶的糖果，開心地笑著。

排隊取餐的時候，一個小女孩無預警地抓住我的白袍，對我問了一個問題：「如果你現在可以去一個地方，做一件事，你想做什麼？」

我愣了一下，不禁張望尋找她的爸媽，她的爸媽隨即出現把小女孩拉回身邊，並且不斷向我道歉。此時，我腦中有個聲音不斷重複著小女孩的問題「如果我可以做一件事，我想做什麼……？」

我想早點回家睡覺

我想去派對

我想狠狠揍曼哈一拳

我想環遊世界

我想提早退休

我看了看小女孩，擺出專業的微笑。「我不知道耶，妳呢？」

小女孩天真地回答：「我要像你一樣，在一間很大很大的醫院裡當醫師。我要對抗很多很多的疾病，治癒很多很多的病人！」

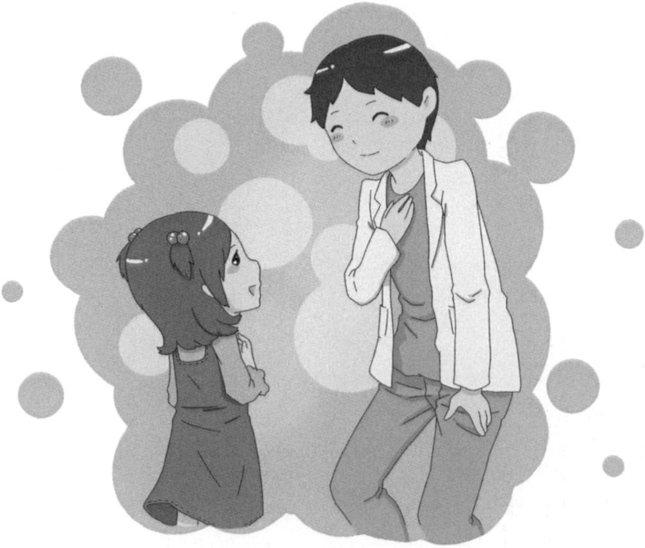

＊　＊　＊

我拿起手機傳簡訊給曼哈。「學長，還有什麼是我可以幫忙的？」

我究竟是在什麼時候改變的呢？當初的我，跟現在的我是否有所不同？在這個繁忙的萬聖節，我要謝謝今天晚上的病人，還有那位小女孩。

因為他們，讓我想起了當初的自己。

【讀字館】2AF504

Dr. 小百合，今天也要堅強啊！催淚、爆笑、溫馨、呆萌的醫院實習生活

作　　者　小百合
特約插畫　阿茲雷爾
責任編輯　鄭悅君
內頁設計　我我設計工作室
封面設計　我我設計工作室
行銷企畫　辛政遠

總 編 輯　姚蜀芸
副 社 長　黃錫鉉
總 經 理　吳濱伶
發 行 人　何飛鵬

出　　版　創意市集
發　　行　城邦文化事業股份有限公司
歡迎光臨城邦讀書花園
網址：www.cite.com.tw

香港發行所　城邦（香港）出版集團有限公司
香港灣仔駱克道 193 號東超商業中心 1 樓
電話：(852) 25086231
傳真：(852) 25789337
E-mail：hkcite@biznetvigator.com
馬新發行所　城邦（馬新）出版集團
Cite (M) Sdn Bhd
41, Jalan Radin Anum, Bandar Baru Sri Petaling,
57000 Kuala Lumpur, Malaysia.
電話：(603) 90578822
傳真：(603) 90576622
E-mail：cite@cite.com.my

製版印刷　凱林彩印股份有限公司
初版21刷　2024 (民 113) 年 1 月
ＩＳＢＮ　978-986-92338-4-2
定　　價　350 元

若書籍外觀有破損、缺頁、裝釘錯誤等不完整現象，想要換書、退書，
或您有大量購書的需求服務，都請與客服中心聯繫。

客戶服務中心
地址：10483 台北市中山區民生東路二段 141 號 2F
服務電話：（02）2500-7718、（02）2500-7719
服務時間：週一至週五 9：30 ～ 18：00
24 小時傳真專線：（02）2500-1990 ～ 3
E-mail：service@readingclub.com.tw

國家圖書館出版品預行編目資料

Dr. 小百合，今天也要堅強啊！ 催淚、爆笑、溫馨、呆萌的醫院實習生活 / 小百合 著．
-- 初版．-- 臺北市 ： 創意市集出版 ：
城邦文化發行 , 民 104.11
面；　公分
ISBN 978-986-92338-4-2 (平裝)

1. 醫學教育 2. 通俗作品

410.3　　104021487

※詢問書籍問題前，請註明您所購買的書名及書號，以及在哪一頁有問題，以便我們能加快處理速度為您服務。
※我們的回答範圍，恕僅限書籍本身問題及內容撰寫不清楚的地方，關於軟體、硬體本身的問題及衍生的操作狀況，請向原廠商洽詢處理。

※廠商合作、作者投稿、讀者意見回饋，請至：
FB 粉絲團．http://www.facebook.com/InnoFair
Email 信箱．ifbook@hmg.com.tw